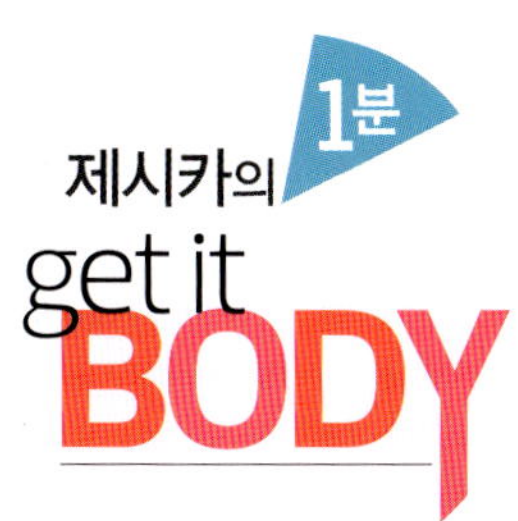
제시카의
1분
get it
BODY

원하는 부위만 골라 빼는 라인 다이어트

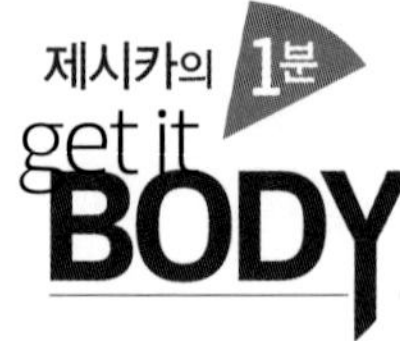

제시카의 **1분**
get it
BODY

펴낸날 초판 1쇄 2014년 7월 1일

지은이 제시카

펴낸이 임호준
이사 홍헌표 이동혁
편집장 김소중
책임 편집 김송희 ㅣ **편집 1팀** 윤은숙 김은정
디자인 왕윤경 김효숙 ㅣ **마케팅** 강진수 김찬완 권소회
경영지원 나은혜 박석호 ㅣ **e-비즈** 표형원 이용직 배은지 고연정

인쇄 ㈜자윤프린팅

펴낸곳 비타북스 ㅣ **발행처** ㈜헬스조선 ㅣ **출판등록** 제2-4324호 2006년 1월 12일
주소 서울특별시 중구 태평로1가 61 ㅣ **전화** (02) 724-7676 ㅣ **팩스** (02) 722-9339
홈페이지 www.vita-books.co.kr ㅣ **블로그** blog.naver.com/vita_books ㅣ **페이스북** www.facebook.com/vitabooks

ISBN 979-11-85020-32-7 13510

• 이 도서의 국립중앙도서관 출판시도서목록(CIP)은 서지정보유통지원시스템 홈페이지(http://seoji.nl.go.kr)와
  국가자료공동목록시스템(http://www.nl.go.kr/kolisnet)에서 이용하실 수 있습니다.
  (CIP제어번호: CIP2014018548)

• 비타북스는 독자 여러분의 책에 대한 아이디어와 원고 투고를 기다리고 있습니다. 책 출간을 원하시는 분은 이메일
  vbook@chosun.com으로 간단한 개요와 취지, 연락처 등을 보내주세요.

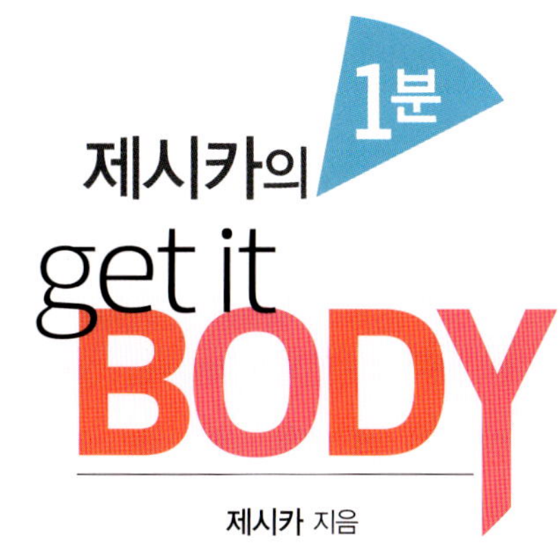

비타북스

몸은 관심 갖는 만큼 예뻐진다

'아름다운 몸' 하면 어떤 단어가 떠오르세요? 비율, 탄력, 균형, 사이즈… 이런 단어들이 아닐까요?

균형은 스타일에 있어 무척 중요한 요소입니다. 그다지 날씬하지 않아도 자세가 바르고 전체적으로 균형 잡힌 몸매를 가진 여성은 훨씬 더 당당하고 매력적으로 보입니다.

아름다운 몸매의 열쇠는 몸의 균형과 사이즈에 있습니다. 이 책은 뒤틀린 몸의 균형을 바로잡고 라인을 잡아주는 동작으로 구성되어 있습니다. 모든 운동은 제가 그동안 10년 넘게 함께 운동하고 가르친 사람들을 통해 검증된 것들입니다. 또한 한 동작을 하는 데 1분 남짓한 시간밖에 걸리지 않기 때문에 시간이나 장소에 구애받을 필요도 없습니다. 부분적으로 신체에 콤플렉스를 가지고 있거나 전체적으로 균형 잡힌 몸매를 가지고 싶은 사람이라면 모두 확실한 효과를 얻을 수 있을 것입니다.

수업 중 가끔 발가락을 움직여 보라는 주문을 합니다. 아예 발가락이 움직이지 않는 사람, 혹은 자기 마음대로 움직여지지 않아 당황하는 사람들이 많습니다. 그럴 때마다 저는 이런 말을 합니다.

"'신경'이라는 녀석은 '신경'을 써주지 않으면 '신경'이 둔해집니다."

우스갯소리처럼 하는 말이지만, 우리의 몸과 딱 맞아떨어지는 표현이라고 생각합니다. 몸과 소통이 제대로 이루어지지 않으면 발가락조차 내 마음대로 움직일 수 없습니다.

저 역시 틈나는 대로 제 몸에 집중하고, 근육을 느끼며 관심을 가집니다. 필요한 동작이 있으면 적정한 호흡과 함께 1분 내외의 시간을 투자해 운동합니다. 그러고 나면 몸이 바르게 잡히는 느낌과 함께 한결 가볍고 편안해지는 것을 경험할 수 있습니다. 제가 느끼는 이런 기분 좋은 상쾌함을 많은 여성과 공유했으면 합니다.

6년 전쯤 연말을 맞아 인생의 동기부여와 뚜렷한 목적의식을 다지기 위해 회원들과 메모를 한 장씩 써서 매트 아래에 깔아놓고 3천 배를 한 적이 있습니다. 저는 그 메모에 튼튼한 뿌리와 풍성한 열매가 맺힌 건강한 나무를 그려넣고 열매에는 제가 소망하는 것을 적었습니다. 절하는 동안 제 안의 '중심'이 강해지고 포기하지 않는 '에너지'를 기를 수 있길, 또한 기다릴 줄 아는 '인내심'을 가질 수 있길 소망하며 3천 배를 끝냈습니다.

삶은 스스로 이끌어나가야 하며, 스스로 책임져야 합니다. 이를 인지하고 자기 경영을 하는 데 가장 중요한 건강과 아름다움을 위해 이 책이 작게나마 독자 여러분에게 비타민 같은 존재가 되기를 간절히 소망합니다.

2014년 7월

제시카

contents

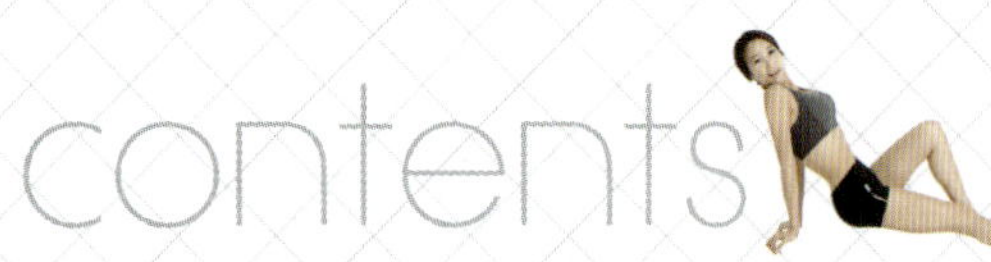

이 책에서 제시카가 입은 의상은 HEAD ego 라인 제품입니다.

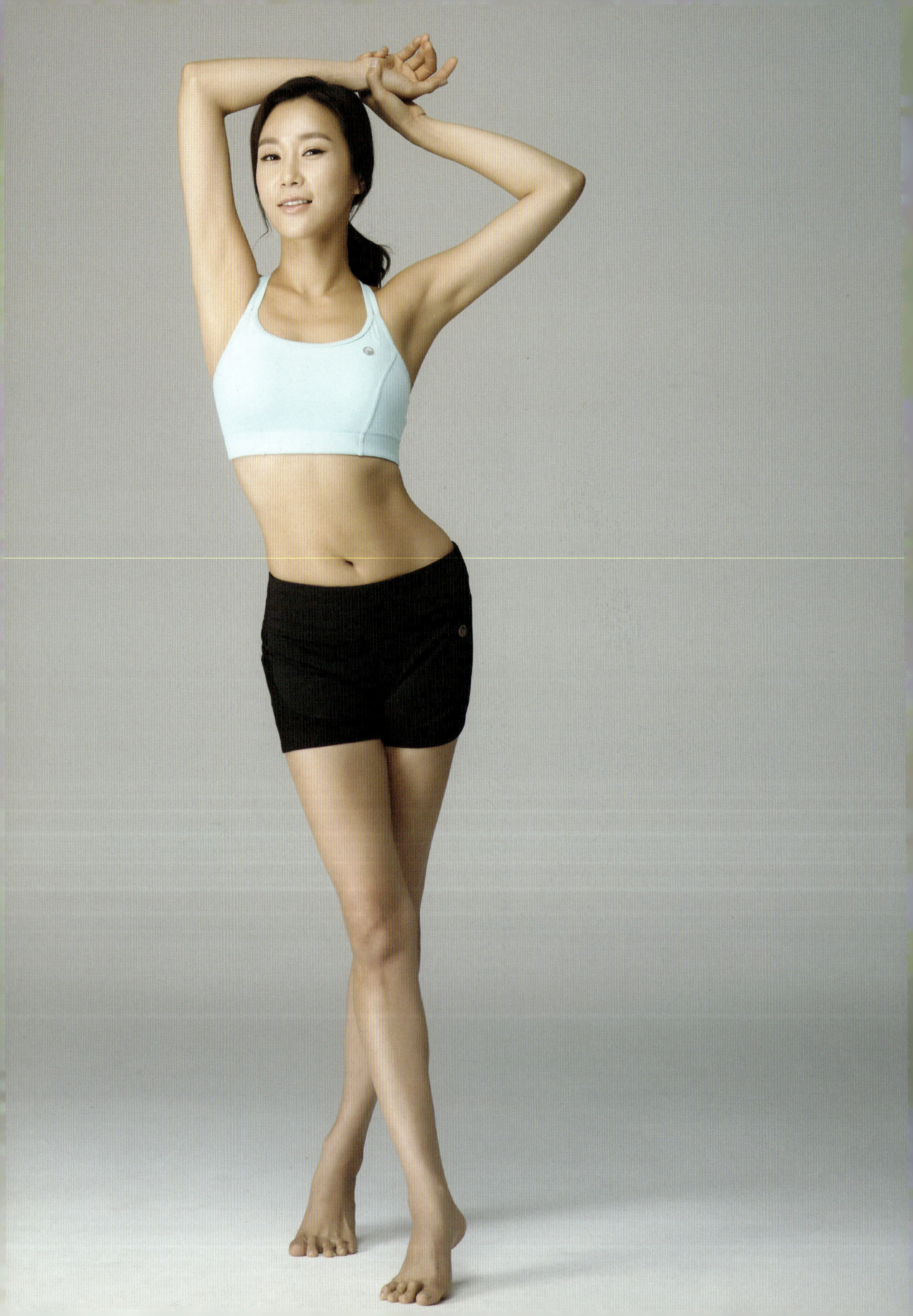

chapter 1

1분 라인 다이어트의 모든 것

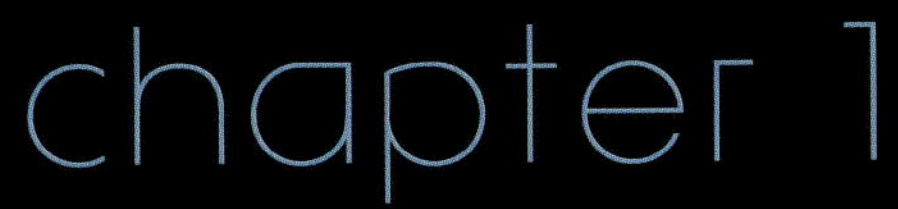

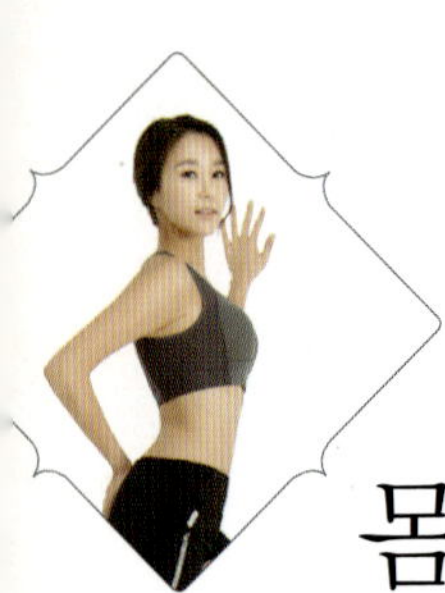

몸의 라인을 만드는
최소 시간, 1분

1분이면 숨어 있는 라인을 되찾을 수 있다.

근육은 탄력 있게, 지방 사이즈는 줄여주는 1분 라인 다이어트

1분 라인 다이어트는 '인치'를 줄여주는 운동입니다. 똑같은 몸무게라도 날씬해 보이는 사람과 반대로 더욱 뚱뚱해 보이는 사람이 있습니다. 그 이유는 같은 몸무게라도 그 안에 근육의 양과 사이즈가 다르기 때문입니다. 1분 라인 다이어트를 하면 몸의 근육이 일시적으로 탄력을 받게 됩니다. 이렇게 근육을 지속적으로 자극하면 탄력을 받게 되고 몸의 부기가 빠지며, 지방이 줄어들면서 라인이 잡힙니다. 그러므로 옷을 입었을 때 옷태가 나고 풍성한 볼륨과 늘씬한 라인을 갖게 되죠.

뿐만 아니라 살이 빠지기 쉬운 몸의 토대를 만들어줍니다. 사람은 생활하면서 수없이 움직입니다. 만약 몸을 조금만 움직여도 체지방이 쉽게 연소되는 체질이라면 똑같은 열량의 식사를 하고 평소대로 움직여도 살은 쉽게 찌지 않을 것입니다. 하지만 몸이 틀어져 있고, 순환이 되지 않는다면 체지방은 연소

되지 않고, 독소는 쌓이게 됩니다. 게다가 활동량까지 적다면 몸이 제 기능을 하지 못해 산처럼 점점 부풀어 오를 겁니다. 1분 라인 다이어트는 비틀어진 몸을 바로 잡아 날씬하고 아름다운 몸매까지 얻을 수 있도록 몸에 유익하고 꼭 필요한 '습관'을 전달합니다.

엉터리 1시간보다 정확한 1분이 필요하다

1분 라인 다이어트의 운동 효과를 높이기 위해서는 첫째 특정 자세, 둘째 일정 시간, 셋째 호흡이 필요합니다. 이 중 하나만 빠져도 효과는 떨어집니다. 이 세 가지가 어우러져야 시너지가 발생해 단기간에 최고의 효과를 얻을 수 있습니다. 겨우 1분이지만, 이 1분을 확실하고 정확하게 사용해야 몸의 라인이 살아납니다.

힙업 운동을 한다며 의자를 잡고 다리를 열심히 뒤로 차는 동작, 많이 하시죠? 물론 하지 않는 것보다는 낫습니다. 어쨌든 몸을 움직이는 거니까요. 그러나 엉터리 호흡과 엉터리 동작으로는 힙업이 되지 않습니다. 많은 사람이 운동은 20분 이상 해야 효과를 볼 수 있다고 생각하지만, 반드시 그렇지는 않습니다. 1분이라도 정확하게, 깊은 호흡과 함께 해야 최고의 효과를 볼 수 있습니다. 생활 패턴에 따라 20분은 바쁜 현대인들에게 상당히 긴 시간입니다. 생각날 때마다 그 자리에서, 신경 쓰이는 부위의 운동을 1분 동안만이라도 할 수 있는 마음의 여유가 있다면 그것으로 충분합니다. 여기에 소개된 운동을 꾸준히 하다 보면 어느샌가 날씬하고 균형 잡힌 몸매를 가지게 될 것입니다.

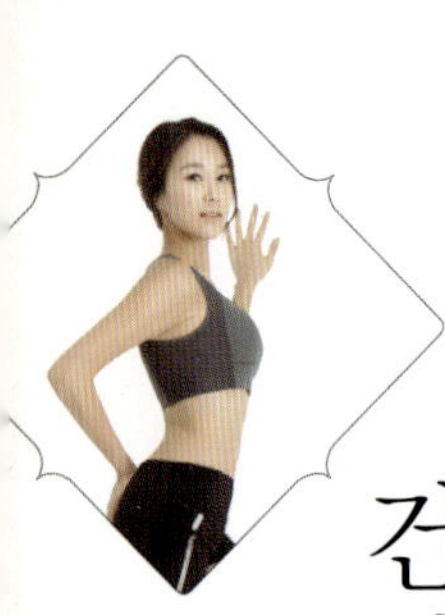

건강한 에너지를 채운다,
기초 호흡법

정확한 호흡이야말로 모든 운동의 제1순위다.

1분 라인 다이어트의 핵심은 '호흡'이다

사람은 호흡을 통해 생명을 유지하고 에너지를 받아들입니다. 갓 태어난 아이들은 온몸으로 숨을 쉬며 '쌔근쌔근' 잠들어 있습니다. 아무런 긴장감 없이 배로 숨을 쉬죠. 하지만 자라면서 몸은 굳어지며, 그와 동시에 호흡도 얕아져갑니다. 건강이 좋지 않을 때 호흡이 가빠지거나 얕아지는 걸 떠올리면 쉽게 알 수 있을 거예요.

　사람은 호흡을 하면서 신체 조직에서 만들어낸 독소를 몸 밖으로 배출하고, 깨끗한 공기를 받아들여 몸속 기관을 정화하고, 기관을 마사지해 장이 활발하게 움직이도록 합니다. 또 호흡을 통해 혈액순환이 원활하게 되도록 하고, 에너지를 흡수합니다. 그러나 호흡이 얕으면 이런 과정이 제대로 이루어지지 않고, 몸에 독소들이 점점 쌓여 갑니다. 호흡만 잘해도 살이 빠진다는 말이 결코 과장된 말은 아닙니다.

평소보다 조금 더 '정성스럽게' 호흡하자

초보자가 제대로 호흡하려면 동작이 되지 않고, 동작에 신경 쓰다 보면 호흡이 제대로 되지 않습니다. 결국 아무것도 제대로 할 수 없습니다. 초보자라면 평소보다 조금만 더 '정성스럽게' 깊이 들이쉬고, 조금 더 길게 내쉬세요. 처음에는 이 정도로 충분합니다. 이때 좀 더 신경 쓴다면 숨을 들이쉴 때는 누가 머리를 잡고 위로 끌어당긴다는 느낌으로 쉬어보세요. 숨을 내쉴 때는 발바닥으로 숨이 빠져나간다는 느낌으로 숨을 내쉬어보세요. 하반신 전체를 사용하면 편해요. 운동할 때는 호흡의 시점도 무척 중요해요. 어느 동작에서 들숨을 하고, 날숨을 해야 하는지 정확히 알아야 합니다. 호흡을 반대로 하면 역효과가 나거나 몸에 무리를 줄 수도 있어요. 정확하게 호흡할 수 있도록 마음의 여유를 가지고 운동에 임하는 것이 좋습니다.

운동의 시작은 날숨, 몸속 나쁜 기운을 '먼저' 털어내라

호흡의 중요성은 아무리 강조해도 부족함이 없습니다. 한번 숨을 쉬어보시겠어요? 라고 하면 열이면 열 모두 숨을 들이마십니다. 끌어안으려는 마음 때문이죠. 하지만 호흡의 첫 시작은 날숨입니다. 몸과 마음의 욕심을 버리고 시작해야 하기 때문입니다. 본격적으로 운동하기 전, 숨을 한번 가볍게 토해내보세요. 한결 몸이 가벼워지는 것을 느낄 수 있을 것입니다. 운동을 시작하면서 곧바로 숨을 깊게 들이켜는 것은 마음의 여유가 없음을 의미합니다. 조급함과 욕심이 차 있으면 운동을 해도 몸이 긴장하기 마련입니다. 일단 몸속의 나쁜 기운과 욕심을 비운다는 느낌으로 가볍게 숨을 내쉬어보세요. 그리고 본격적으로 운동에 들어간다면 훨씬 더 운동에 집중할 수 있을 겁니다.

날숨

숨을 천천히 내쉰다.

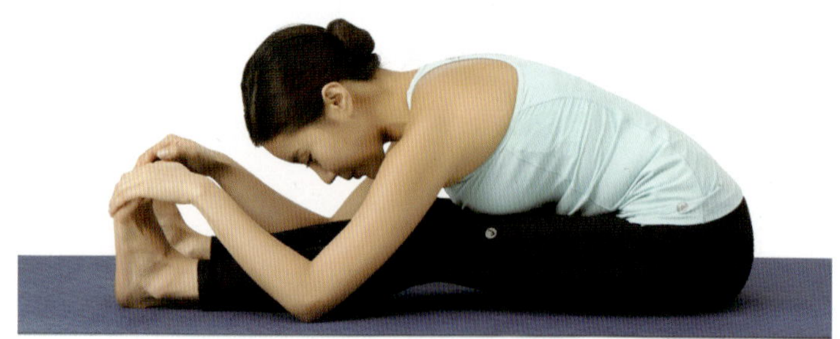

들숨

숨을 천천히 들이쉰다.

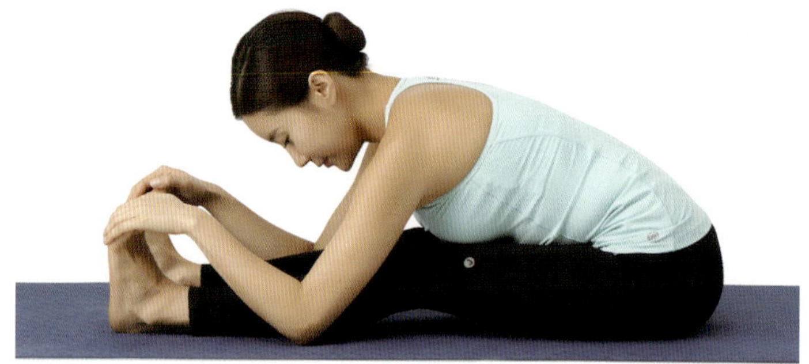

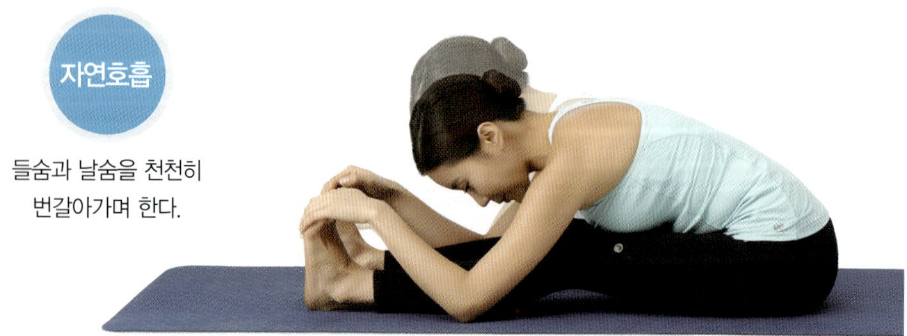

자연호흡

들숨과 날숨을 천천히
번갈아가며 한다.

Advice 본격적으로 운동하기 전 숨을 가볍게 토해내어 숨을 버리고 들이마시는 습관을 가진다.

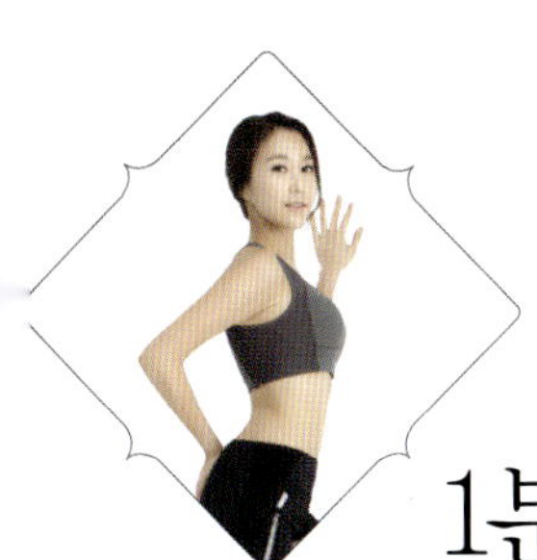

1분 라인 다이어트 디테일 강좌

한 점의 의혹도 없이, 깨끗하게 궁금증을 푼다.

체질을 바꾸는 제시카의 1분 라인 다이어트

1분간 운동해서 정말 효과가 있을지 의문을 갖는 것은 당연하고 합리적인 의심입니다. 대부분의 사람들이 알고 있듯 유산소운동은 근육에 산소를 공급해 체지방을 태우는 운동으로 20분 이상, 땀이 날 정도로 해야 효과를 볼 수 있습니다. 그러나 이 운동은 체지방을 직접 연소하는 운동이 아닙니다. 자세를 바르게 하고 근력을 키워 체지방을 태울 수 있는 몸의 '기초'를 다지는 거죠. 다시 말해 몸의 체질 자체가 바뀌게 되는 것입니다. 피부가 제대로 관리되어 있지 않은 상태에서는 아무리 비싼 화장품을 많이, 여러 겹으로 발라도 깨끗한 피부를 표현할 수 없습니다. 먼저 피부 트러블이 생기는 이유를 찾아 문제를 해결해서 피부를 깨끗하게 만드는 것이 먼저입니다. 몸매도 마찬가지입니다. 1분 라인 다이어트로 몸의 토대를 다시 만들어 보세요.

'특정 자세'를 '깊은 호흡'과 함께 반드시 '1분'간 한다

라인을 만들기 위해서는 특정 자세, 일정 시간, 호흡의 삼박자가 어우러져야 합니다. 운동하는 동안 인대가 자극을 받으면 근육이 긴장하고, 호흡하면서 일정 시간을 유지하면 특정 자세를 몸이 기억하게 됩니다. 겨우 1분이라고 생각할 수 있지만, 1분은 생각보다 긴 시간입니다. 초보자나 근력이 약해져 있는 사람, 허약한 사람에게는 1분이 아닌, 30초도 쉽지 않습니다. 그만큼 근력의 힘이 부족해 몸을 지탱할 힘이 약해져 있다는 증거입니다. 지금 등을 쫙 편 상태에서 등 뒤로 양손을 합장한 채 깊게 호흡하며 1분이 지난 다음 몸을 관찰해보세요. 잠깐이지만 굽어 있던 어깨가 펴지는 걸 확인할 수 있습니다. 시간이 지나면 다시 원 상태로 돌아가지만 중요한 것은 특정 자세를 일정한 시간 동안 유지하면서 호흡을 해주면 몸이 동작을 기억한다는 것입니다.

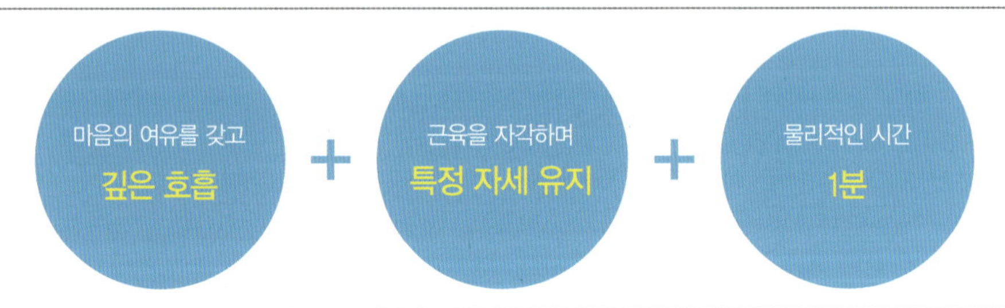

쉬운 동작을 올바르게 하는 것이 중요하다

1분이라는 짧은 시간 동안 하기 때문에 동작이 어렵지 않을까 하는 생각이 들 수 있습니다. 그러나 꼭 어려운 동작을 해야 효과가 있는 것은 아닙니다. 오히려 초보자가 무리하게 운동하면 몸을 망칠 수 있습니다. 사람들은 흔히 운동을 오래 하거나 동작 횟수를 많이 하거나 무거운 중량을 들어야 효과가 있다고 생각합니다. 그러나 이는 잘못된 상식입니다. 오히려 잘못된 상식이 몸의 균형을 깨트리고, 몸매를 흐트러트리게 합니다. 올바르게 호흡하며 동작을 취하면 살이 빠지는 데 큰 효과를 볼 수 있습니다. 하지만 대부분 호흡의 중요성에 대해서는 쉽게 잊어버립니다. 이 책에서 소개하는 운동은 초보자도 쉽게 따라 할 수 있는 동작으로 구성되어 있습니다. 그러나 '대충'해서는 1분이 아니라 1시간을 해도 소용이 없습니다. 어느 지점에서 숨을 들이마시고, 어느 지점에서 숨을 내쉬며, 어떤 느낌으로 운동하느냐가 중요합니다.

오래 하는 것보다 틈틈이 하는 것이 효과적이다

운동의 효과를 높이기 위해 한 동작을 10분간 계속하면 더 빨리 효과가 나타나지 않느냐고 묻는 사람이 있습니다. 어떤 운동이든 무리하는 것은 결코 바람직하지 않습니다. 한 가지 동작만 쉬지 않고 오래 하는 것은 다이어트 중에서도 가장 몸에 좋지 않은 '원푸드 다이어트'와 비슷합니다. 신체에는 영양소가 골고루 필요한데, 한 가지 음식만 섭취하게 되면 균형이 깨지고 결국 몸에 이상이 나타나죠. 한 가지 동작을 오랜 시간 계속 하면 몸에 무리가 가게 되고 결국 균형이 깨지고 맙니다. 그러므로 1분 라인 다이어트는 생각이 날 때마다 짬짬이 해주는 것이 더 효과적입니다. 자신이 가지고 있는 생활습관과 반대되는 동작을 해준다고 생각하면 쉽습니다. 예를 들어 컴퓨터 앞에 앉아 오래 일하는 사람이라면 생각날 때마다 굽은 어깨를 펴는 동작을 합니다. 탄탄하게 올라붙은 엉덩이를 만들고 싶다면 잠들기 전에 2~3가지 동작을 한 번씩 해줍니다. 이렇게 생각날 때마다 1분씩, 다섯 번이든 열 번이든 반복하면 그것이 모여 큰 운동이 됩니다.

원하는 부분만 골라 집중적으로 라인을 만든다

1분 라인 다이어트는 특정 부위에 라인을 잡아줍니다. 근육을 자극하고 긴장시켜 탄력을 만들고, 지방의 사이즈를 줄이는 거죠. 체중의 변화보다 더 중요한 라인을 형성합니다. 늘어진 모공도 차가운 물로 세수하면 바짝 긴장해 줄어드는 것처럼 탄력이 없어 출렁거리던 팔뚝 살도 자극을 주면 긴장이 되면서 탱탱하게 올라붙게 됩니다. 찹쌀떡으로 비교해볼까요? 연필 같은 걸로 찹쌀떡을 계속 가볍게 두드리기만 하면 떡은 본래 모양을 계속 유지하고 있을 거예요. 그렇지만 손가락으로 떡을 꾹 일정 시간 동안 눌러보세요. 떡은 잠깐 눌러진 상태로 있다가 서서히 제자리로 돌아오겠죠? 그런데 생각날 때마다 똑같은 자리에 똑같은 행동을 되풀이하면서 계속 눌러보세요. 아마 한 달쯤 그렇게 누르다 보면 그 부위가 쑥 들어가서 다시 올라오지 못할 거예요. 사람의 라인도 마찬가지입니다. 겨우 1분이긴 하지만, 특정 자세를 일정 시간 동안 유지하다보면 어느 순간 몸의 라인이 생기는 걸 눈으로 확인할 수 있습니다.

쇼핑하듯 스스로 골라 운동하는
1일 운동프로그램

신경 쓰이는 부위만 개선하는 것이 아니라 전체적으로 아름다운 몸매를 가지고 싶다면 각자의 몸 상태에 맞게끔 1일 프로그램을 만들 수 있습니다. 이 책에 소개된 운동은 몸에 무리가 가는 동작이 없기 때문에 평소 아무 동작이나 골라서 해도 되지만, 1일 프로그램을 짤 때는 먼저 360도로 회전하는 관절 운동을 한 뒤, 다른 동작으로 이어지도록 구성합니다. 몸을 풀어 혈액순환을 원활하게 한 다음 본 운동으로 들어가야 훨씬 효과가 크기 때문입니다. 나무를 생각해보세요. 뿌리가 건강하지 않은데, 잎에만 아무리 영양을 줘도 그 나무는 튼튼하게 자라지 못합니다. 먼저 뿌리를 건강하게 한 다음 가지치기도 하고, 잎도 관리해야 멋진 나무를 만들 수 있습니다. 몸도 먼저 림프절을 자극해 혈액순환을 시킨 후 운동하면 더 좋습니다.

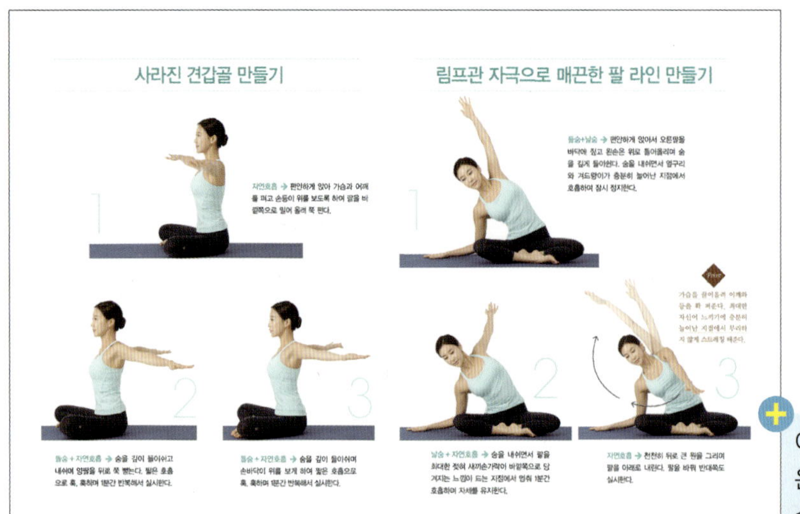

어깨 관절을 이용해 팔을 운동한다. 상체 운동 시 손목과 어깨, 목 운동부터 하면 몸의 긴장이 풀려 다음 동작에 무리가 없다.

개선하고 싶은 신체 부위의 동작을 2~3가지 정도 넣어 본격적인 상체 운동을 한다.

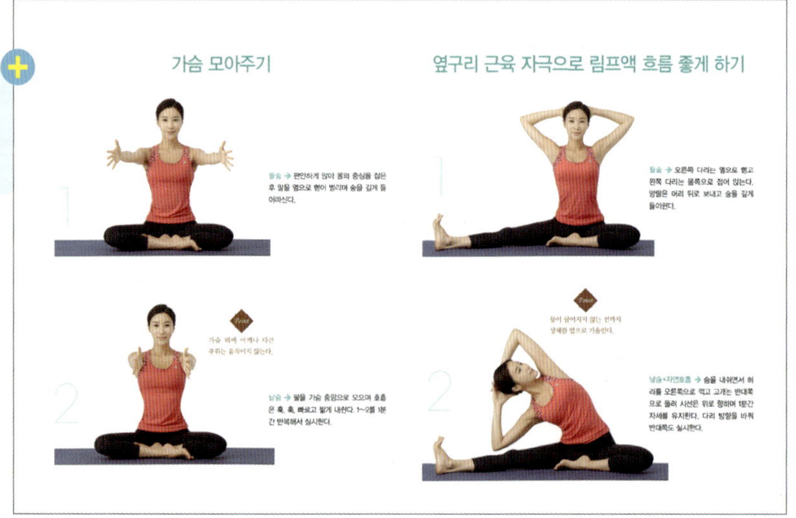

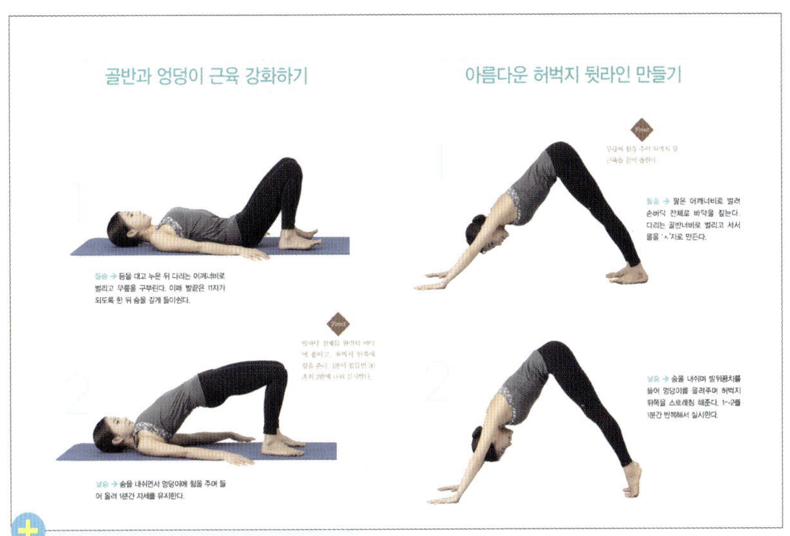

하체 운동은 상체 운동을 끝낸 뒤,
골반부터 풀어주며 진행한다.

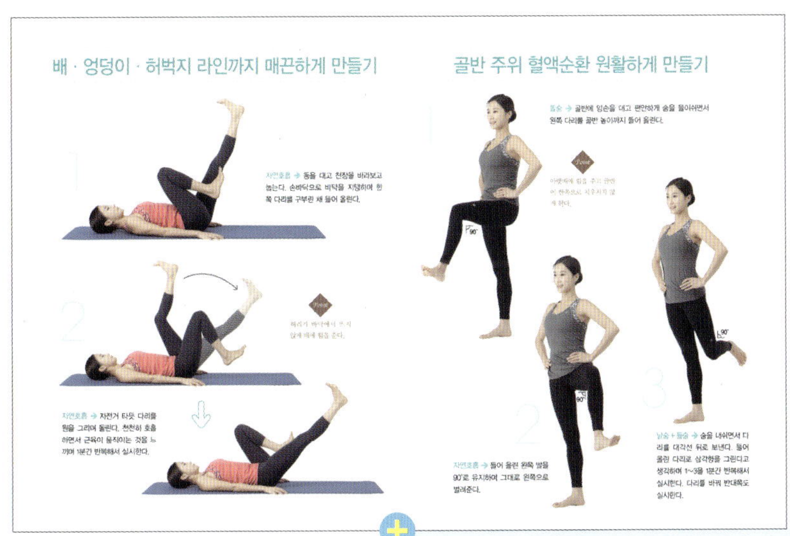

스트레칭이 되는 운동과 근력을 키울 수 있는 운동을
적절하게 잘 섞어서 구성한다. 전체 운동이 다 끝나고
나면 특히 신경 쓰이는 부위의 운동을 1~2회 더 한다.

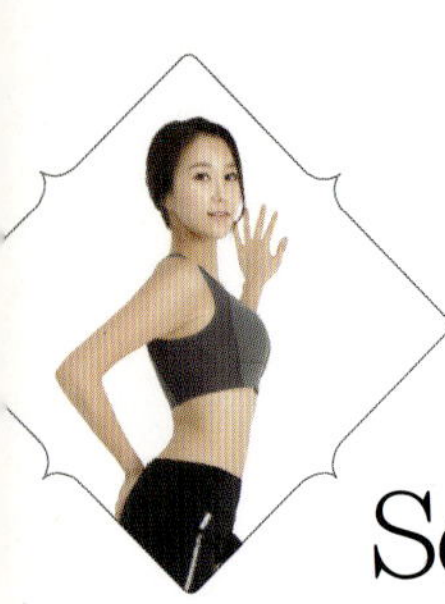

Self-checking,
몸의 균형을 확인해보는 기본 동작

상체 균형 확인하기

어깨가 뒤틀렸다는 것은 등의 균형이 깨져 상체가 뒤틀렸다는 뜻이다. 팔을 올려보는 간단한 동작으로 확인할 수 있다.

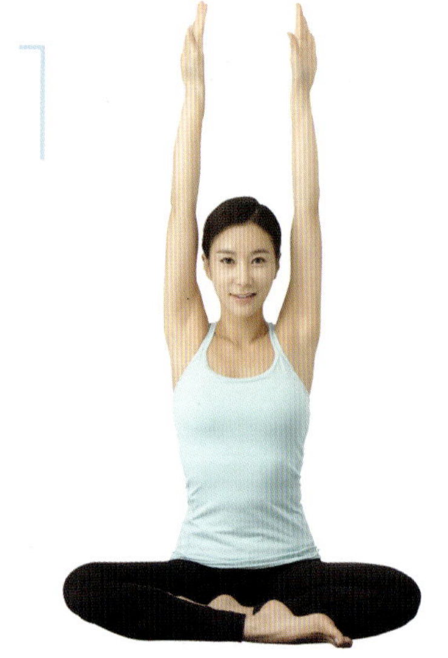

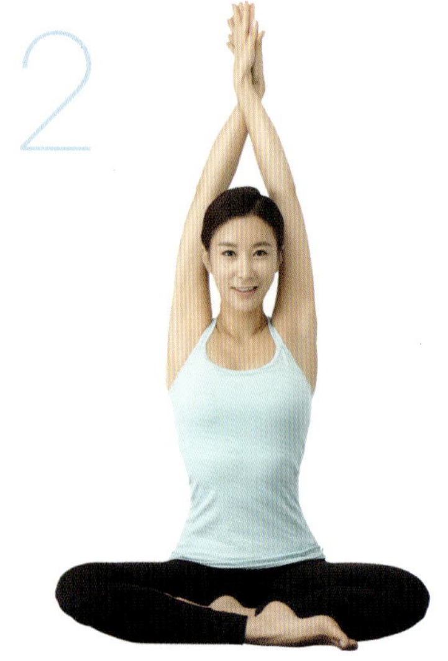

1 등을 펴고 앉아 양손의 손등을 마주보게 한 다음 그대로 손을 머리 위로 들어올린다.

2 왼손을 오른손 앞으로 교차시켜 엄지손가락부터 새끼손가락까지 맞닿게 한다.

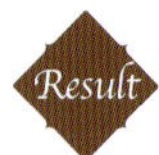

어깨는 등과 연결되어 있어 상체가 뒤틀려 있으면 등이 굽고, 가슴이 짝짝이가 되는 등 여러 가지 문제가 생긴다. 팔을 교차시켰을 때 균형이 맞으면 양손이 맞닿는 정도가 같다. 그러나 균형이 심하게 깨졌을 때는 새끼손가락이 닿지 않는 등 확연하게 그 차이를 느낄 수 있다.

 하체 균형 확인하기

무릎을 구부리고 앉아보는 간단한 동작으로 하체의 뒤틀림을 확인할 수 있
다. 심하게 뒤틀린 사람은 좌우가 같지 않다.

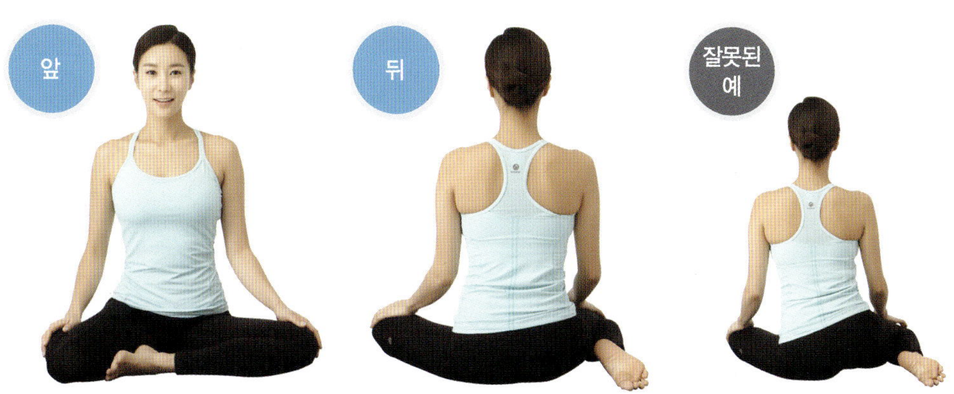

1 무릎을 구부려 두 다리 모두 오른쪽 옆으로 앉는다.
오른쪽 허리와 골반을 아래로 눌러 엉덩이가 바닥에 닿는지 확인한다.

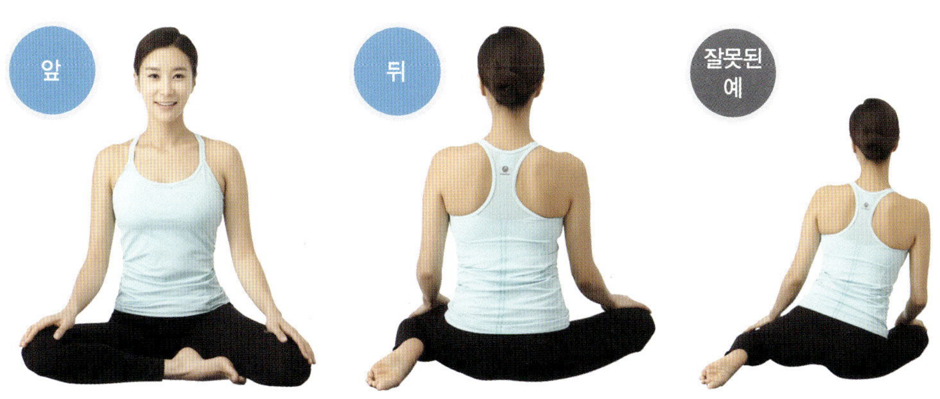

2 방향을 바꾸어 무릎을 구부려 두 다리 모두 왼쪽 옆으로 앉는다.
왼쪽 허리와 골반을 아래로 눌러 엉덩이가 바닥에 닿는지 확인한다.

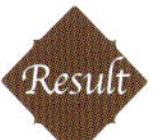
Result 다리 길이가 다르고, 하반신만 살이 찌는 것은 하반신이 뒤틀려 있을 가능성이 크다. 하체 균형
확인하기 동작을 했을 때 좌우 균형이 맞으면 양쪽 모두 편안하게 자세를 잡을 수 있고, 좌우 균
형이 맞지 않으면 어느 한쪽이 앉기 불편하다. 심하게 틀어져 있는 경우에는 엉덩이가 바닥에서
완전히 떠서 내려가지 않거나 내리려고 하면 통증이 느껴진다.

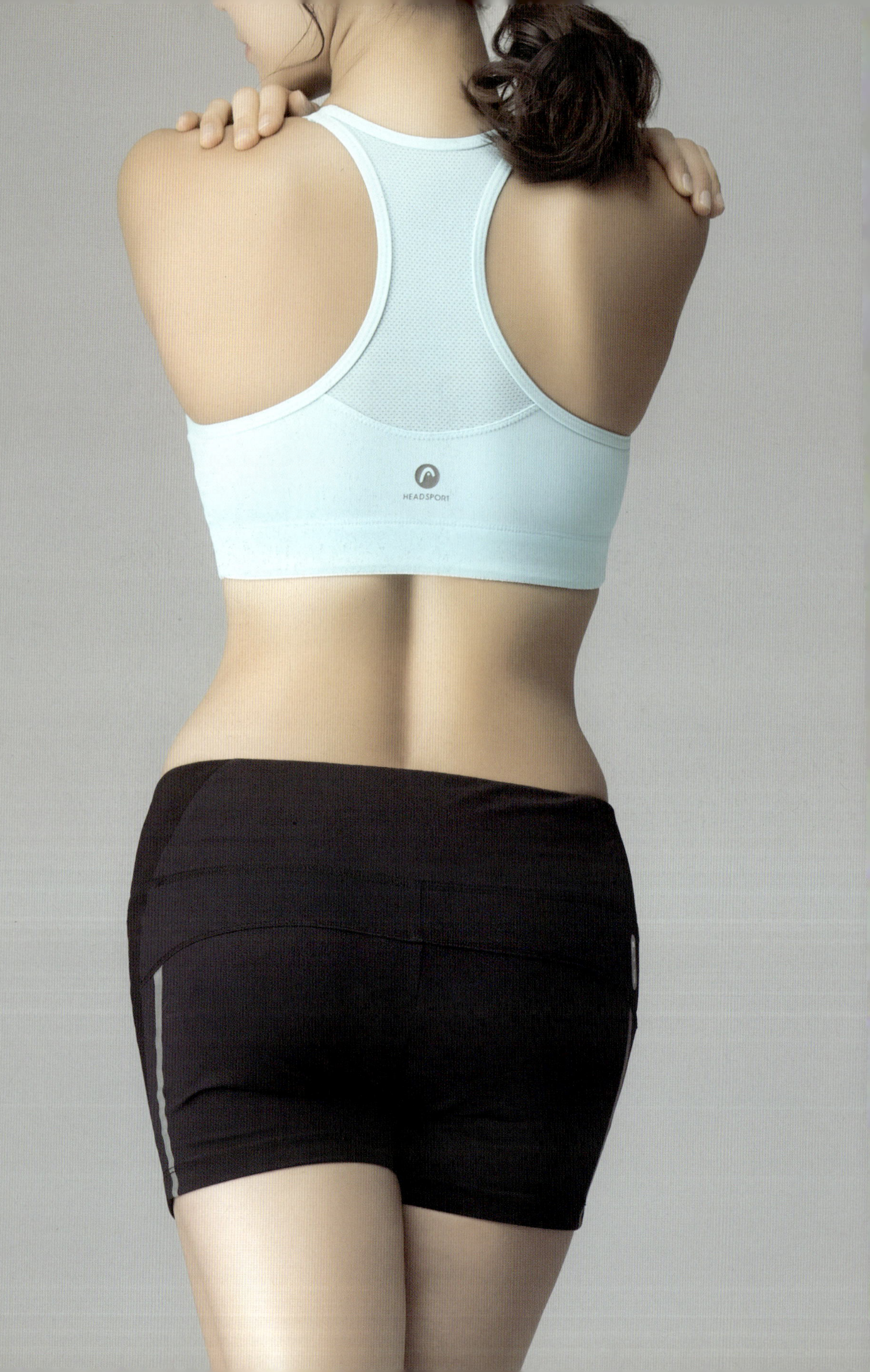

HEADSPORT

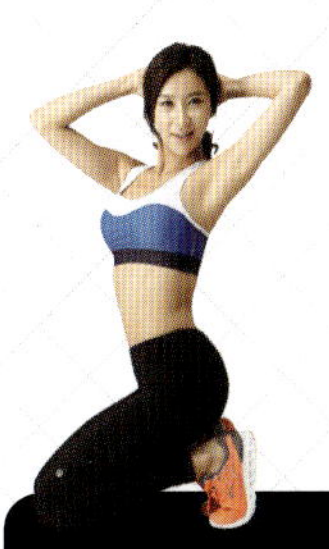

chapter 2

사이즈를 줄이려면 어깨와 등부터 풀어라

뭉친 어깨 주변 **근육 풀기**

항상 긴장하고 지내는 현대인들의 어깨는 딱딱하게 뭉쳐 있는 경우가 많습니다. 어깨는 등과 연결되어 있기 때문에 어깨가 뭉쳐 있으면 등도 딱딱하게 굳게 되는 거죠. 이렇게 뭉친 어깨와 등은 혈액순환이 제대로 되지 않아 군살이 붙게 되고, 자세도 나빠져 몸매가 망가지는 원인이 됩니다. 뭉친 어깨의 근육을 풀기 위해서는 어깨 관절과 겨드랑이 주변, 등 부위의 근육을 사용해서 어깨를 풀어주는 것이 중요합니다.

어깨 주변의 림프 흐름 원활하게 하기

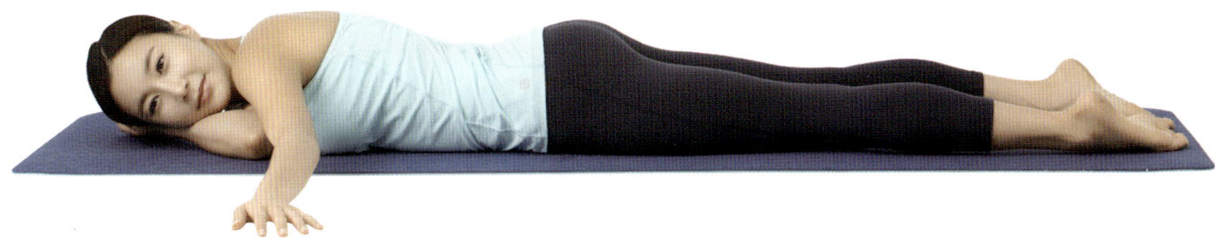

1 **들숨** ➡ 엎드린 자세에서 상체만 돌려 오른손으로 팔베개하여 귀에 댄다. 숨을 들이쉬며 왼손은 앞으로 쭉 뻗는다.

2 **날숨＋자연호흡** ➡ 왼쪽 어깨와 팔 뒤쪽 주변 근육이 늘어나는 것을 느끼며 1분간 자세를 유지한다. 팔을 바꿔 반대쪽도 실시한다.

어깨와 등의 긴장 풀어주기

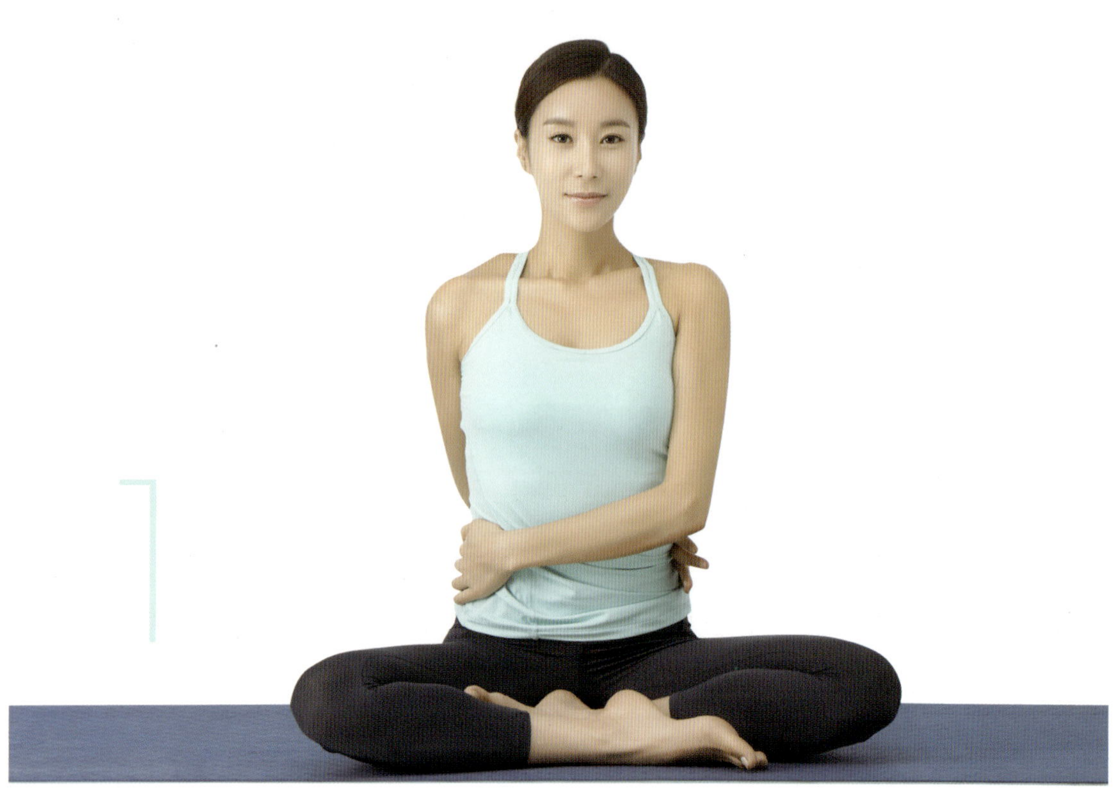

들숨 → 편안하게 앉아 왼손은 배 앞쪽에서 오른쪽 허리를, 오른손은
등 뒤에서 왼쪽 허리를 감싸주고 숨을 깊게 들이쉰다.

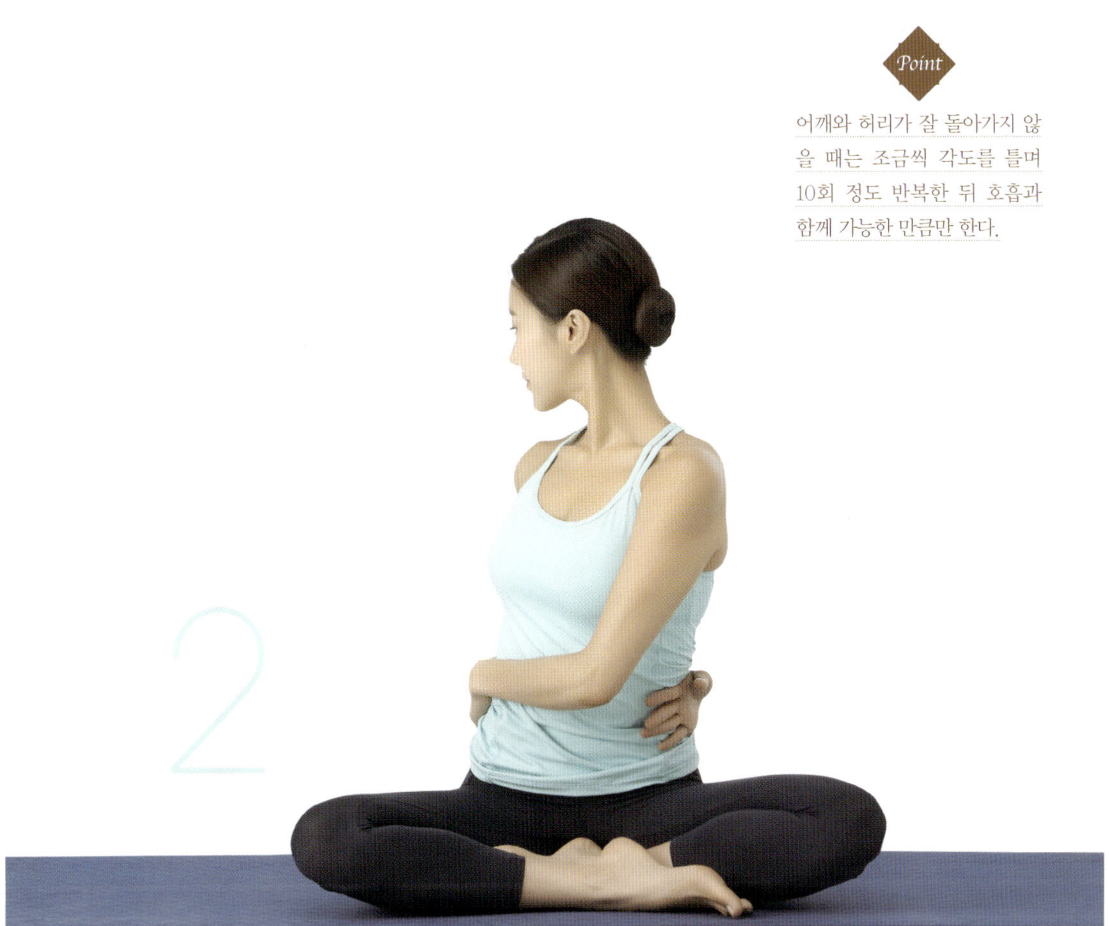

2 **날숨 + 자연호흡** ➜ 숨을 내쉬면서 최대한 몸통을 오른쪽으로 비틀어주
며 돌린다. 이때 양쪽 팔꿈치를 밀어 내듯하여 어깨와 가슴을 열어주며
1분간 자세를 유지한다. 숨을 들이쉬면서 1번 자세로 돌아오고 팔을 바
꿔 반대쪽도 실시한다.

어깨 주변 스트레칭으로 혈류 자극하기

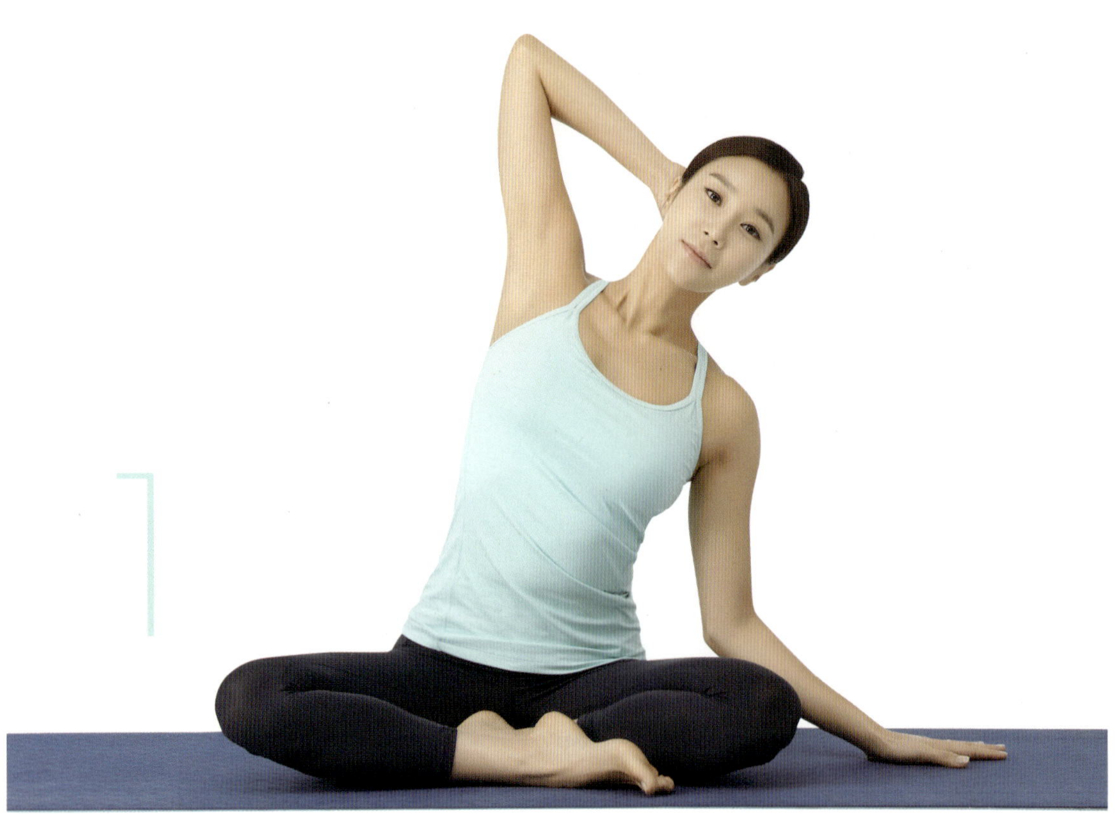

들숨 ➡ 편안하게 앉은 상태에서 왼손을 바닥에 가볍게 대고 몸을 지탱한다. 오른손을 위로 쭉 편 다음 가볍게 구부려 머리 뒤쪽에 대고 가슴이 확장되는 것을 느끼며 숨을 깊게 들이쉰다.

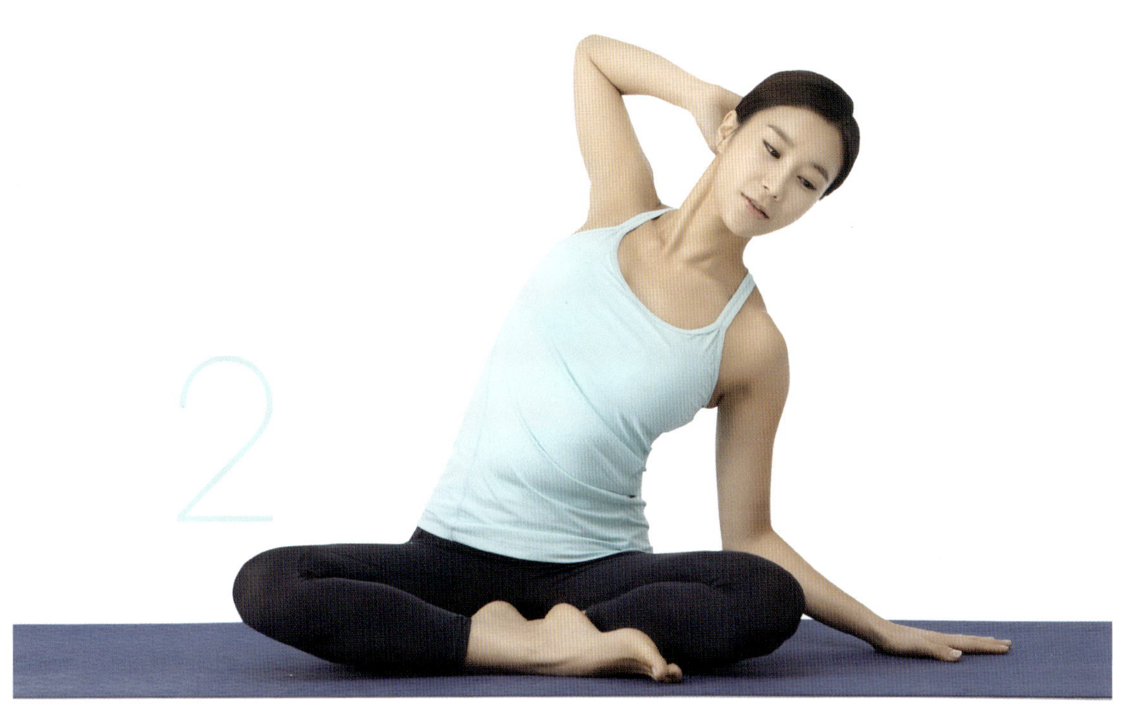

2 **날숨＋자연호흡** ➜ 숨을 내쉬면서 구부린 팔을 뒤로 최대한 젖힌다. 천천히 호흡하며 1분간 자세를 유지한다. 팔을 바꿔 반대쪽도 실시한다.

어깨·등·허리 자극으로 샤프한 등 만들기

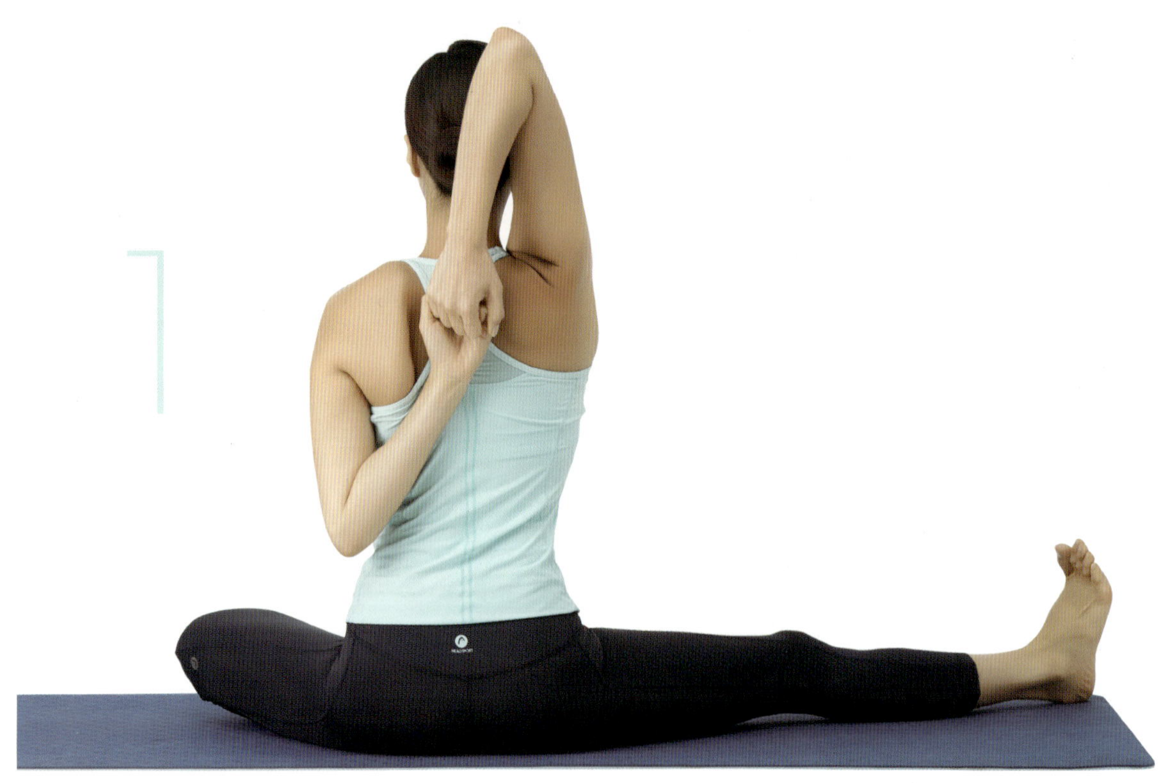

들숨 → 오른발을 옆으로 펴고 앉는다. 오른손을 들어 등 뒤로 늘어트
리고 왼손으로 맞잡아주며 숨을 깊게 들이쉰다.

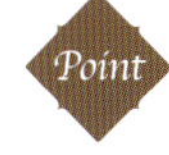

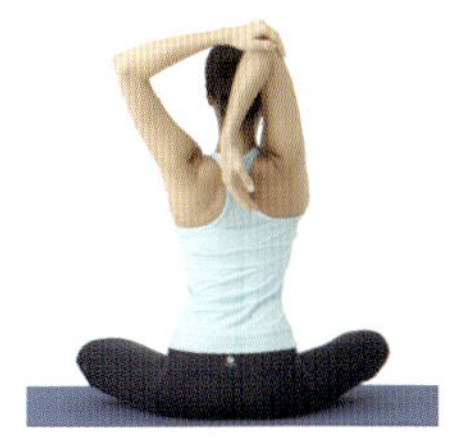

맞잡는 자세가 어려우면 팔꿈치를 잡고, 균형을 잡기 어려우면 다리를 접어 앉은 자세로 바꿔 한다.

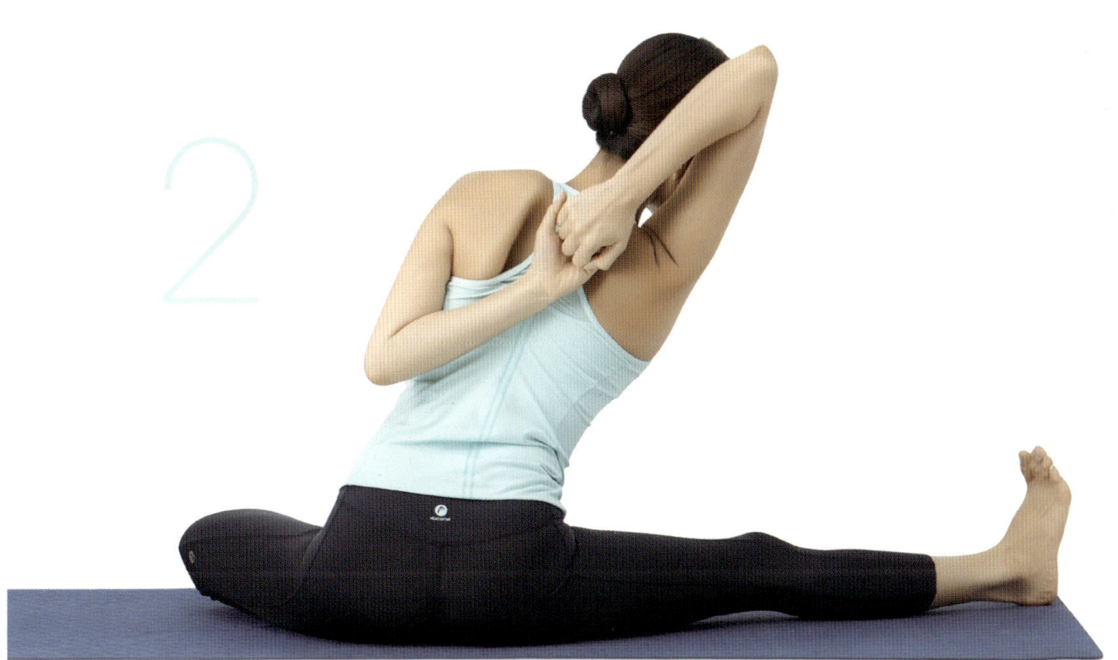

2 **날숨 + 자연호흡** ➜ 숨을 내쉬면서 오른쪽으로 기울이며 1분간 자세를 유지한다. 팔과 다리를 바꿔 반대쪽도 실시한다.

어깨와 등 균형 잡기

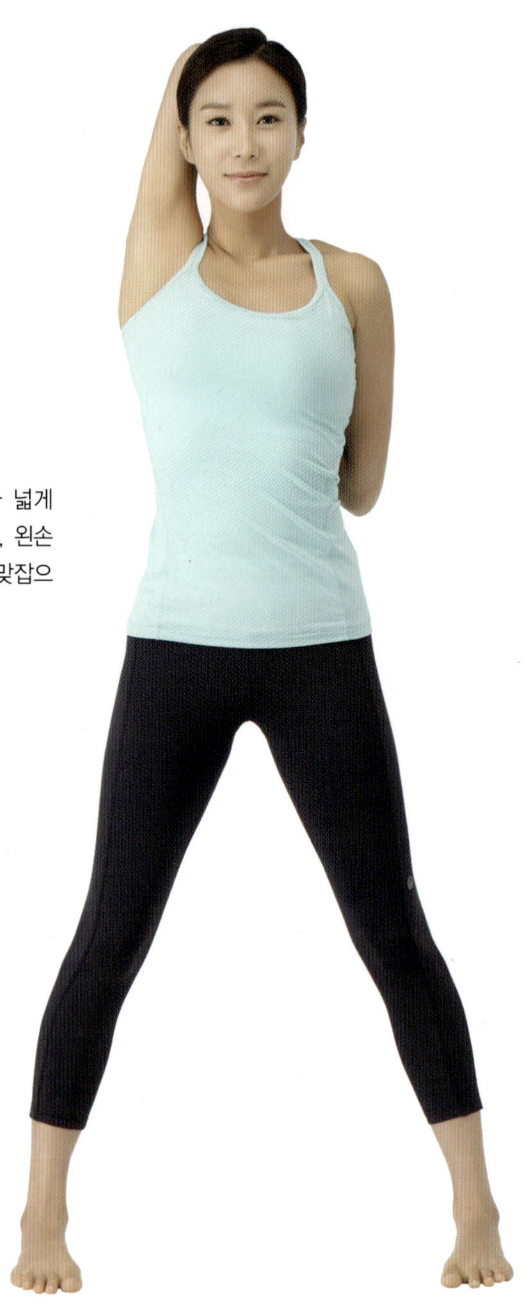

들숨 ➡ 다리를 어깨너비보다 넓게
벌려 선다. 오른손은 위쪽으로, 왼손
은 아래쪽에서 등 뒤로 보내 맞잡으
며 숨을 깊게 들이쉰다.

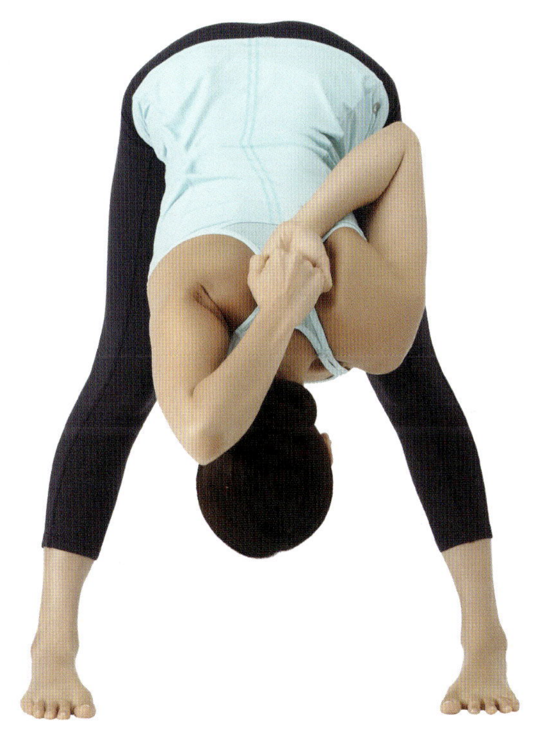

2 **날숨＋자연호흡** ➜ 숨을 내쉬면서 상체를 최대한 앞으로 숙인다. 몸을
앞으로 숙인 채 호흡하며 1분간 자세를 유지한다. 팔을 바꿔 반대쪽도
실시한다.

솟은 어깨 **균형 맞추기**

날씨가 춥거나 바짝 긴장하면 양쪽 어깨가 움츠러듭니다. 긴장 상태로 오래 있어도 어깨가 솟고, 무거운 가방이나 짐을 잘못 들어도 양쪽 어깨의 균형이 무너집니다. 이렇게 어깨의 균형이 틀어지거나 깨지면 아름다운 몸매를 만들 수 없습니다. 여기에 소개하는 운동은 어깨관절 운동으로 팔 상부와 겨드랑이, 등 근육을 사용해 어깨의 균형을 잡아줍니다. 경추를 자극해 어깨 결림을 해소하는 동작이므로 온종일 심하게 긴장한 날에 어깨를 풀어주거나 균형이 맞지 않는 어깨를 교정하는 데 좋습니다.

어깨 라인 균형 맞추기

1분간 자세를 유지하는 동안,
깊은 들숨과 날숨으로 갈비뼈
사이사이에 숨을 채우고 비우
며 몸의 미세한 변화(움직임)
를 느껴본다.

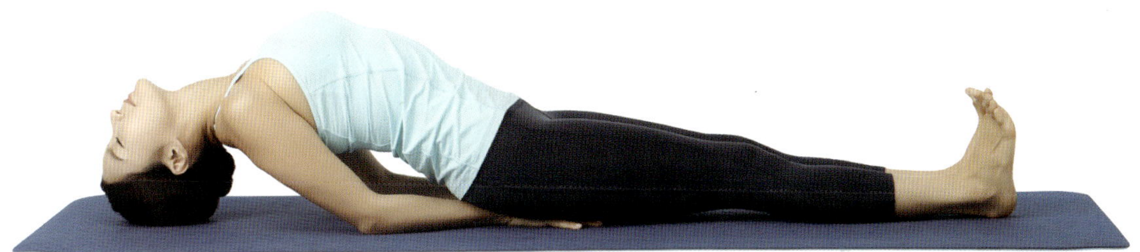

1 **자연호흡** ➔ 천장을 향해 눕는다. 발가락
끝은 힘을 주어 세우고, 양쪽 손등을 위로
향하게 한 뒤, 등 아래쪽으로 넣어 엉덩이
를 받친다.

2 **들숨＋자연호흡** ➔ 숨을 깊게 들이쉬며
팔꿈치로 바닥을 민다는 느낌으로 가슴을
위로 들어 올린다. 천천히 호흡하며 1분간
자세를 유지한다.

아름다운 어깨 라인 만들기

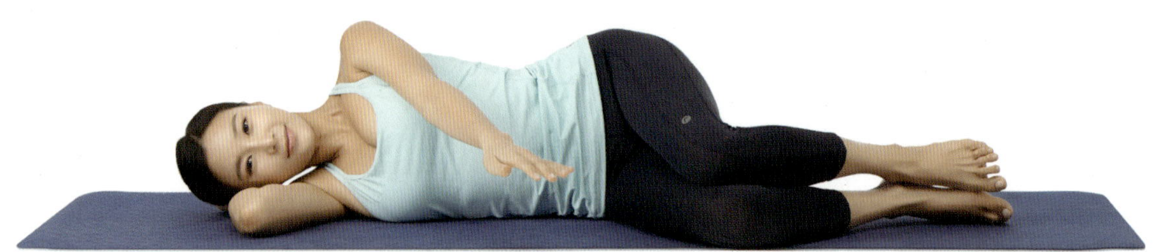

자연호흡 ➜ 오른손은 팔베개를 하고 왼손은 앞으로 뻗어주며 다리는 팔베
개 한 팔과 같은 방향이 되도록 앞으로 내밀어 살짝 구부린다.

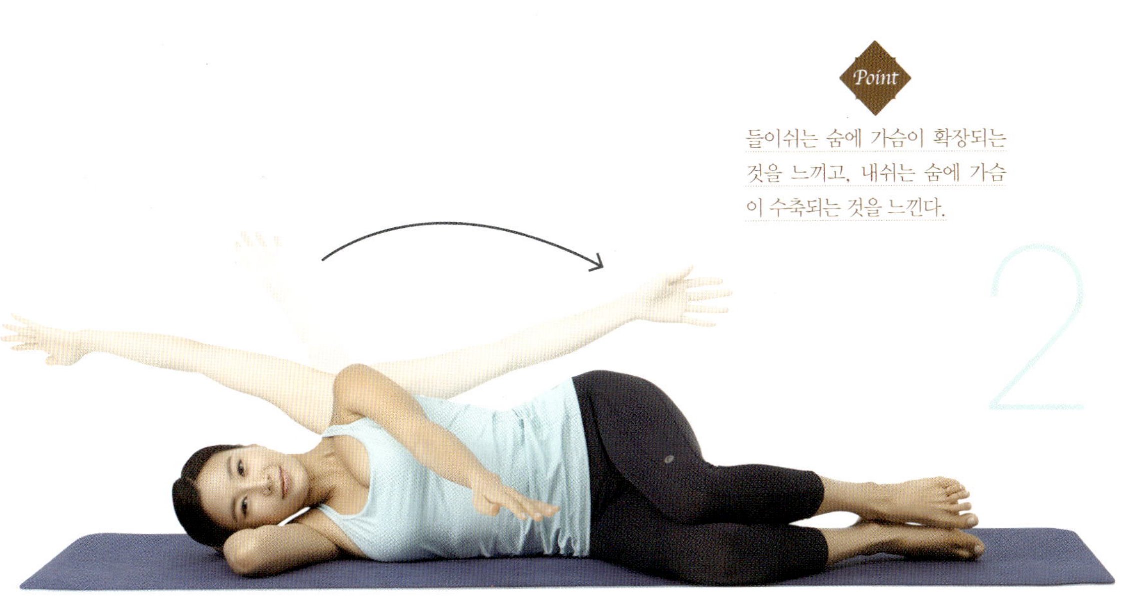

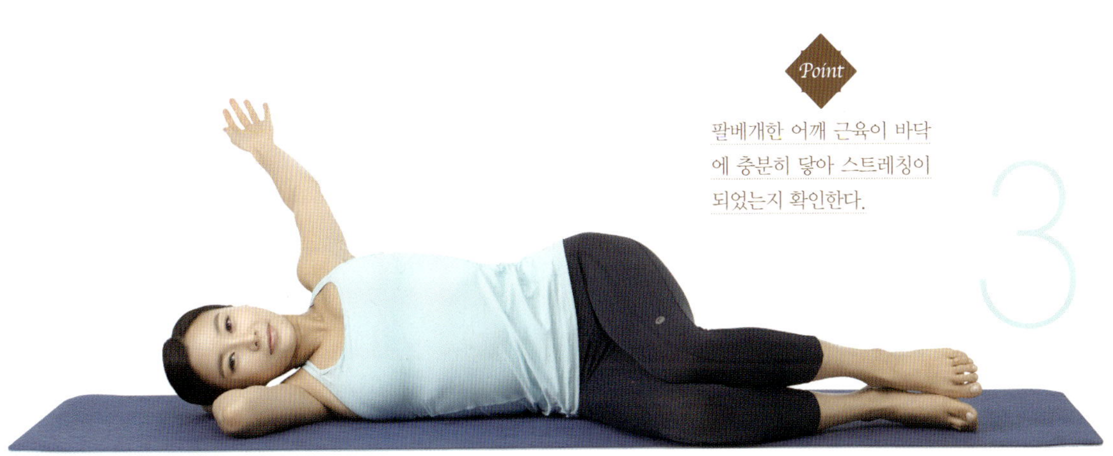

2 **자연호흡** ➜ 천천히 호흡하며 팔을 원을 그리듯 돌려 앞, 뒤로 5번씩 돌린다.

3 **날숨 + 자연호흡** ➜ 숨을 내쉬며 왼쪽 팔을 최대한 뒤로 젖힌 상태에서 깊은 호흡과 함께 1분간 자세를 유지한다. 팔을 바꿔 반대쪽도 실시한다.

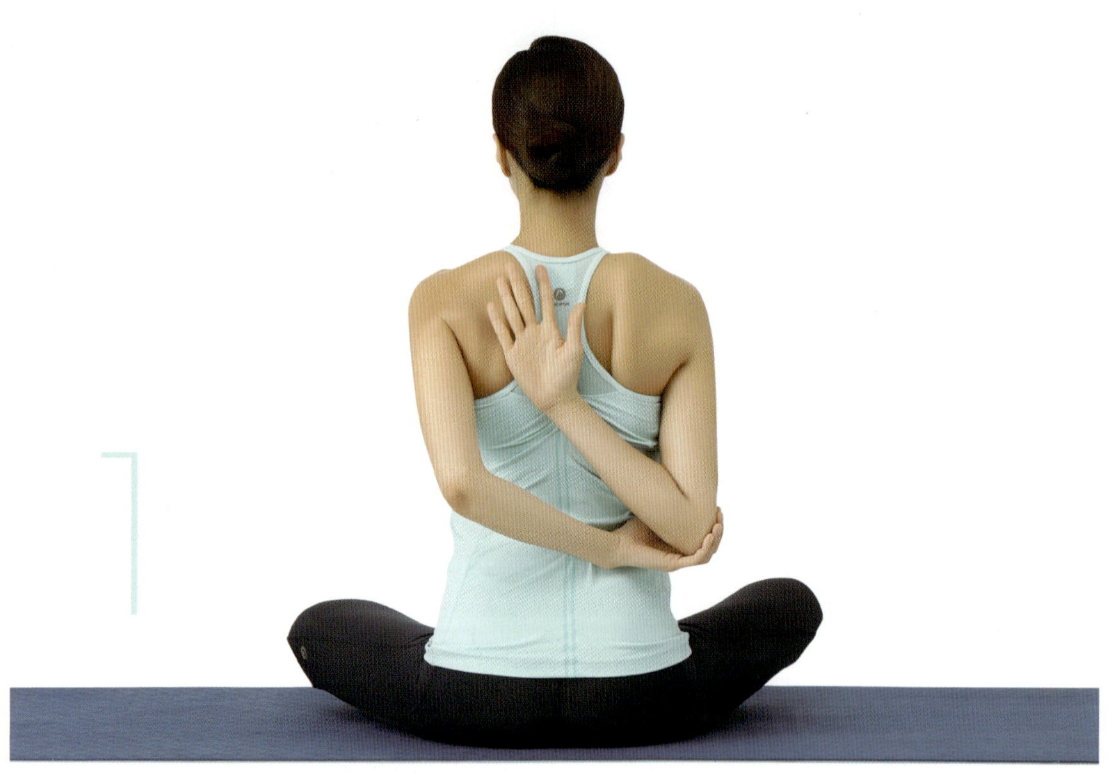

들숨＋자연호흡 ➜ 오른손은 등 뒤로 돌려 등 한가운데 댄다. 왼손으로 오른쪽 팔꿈치를 가볍게 잡고 숨을 깊게 들이쉰다. 손으로 팔꿈치를 지그시 밀어주며 1분간 자세를 유지한다. 팔을 바꿔 반대쪽도 실시한다.

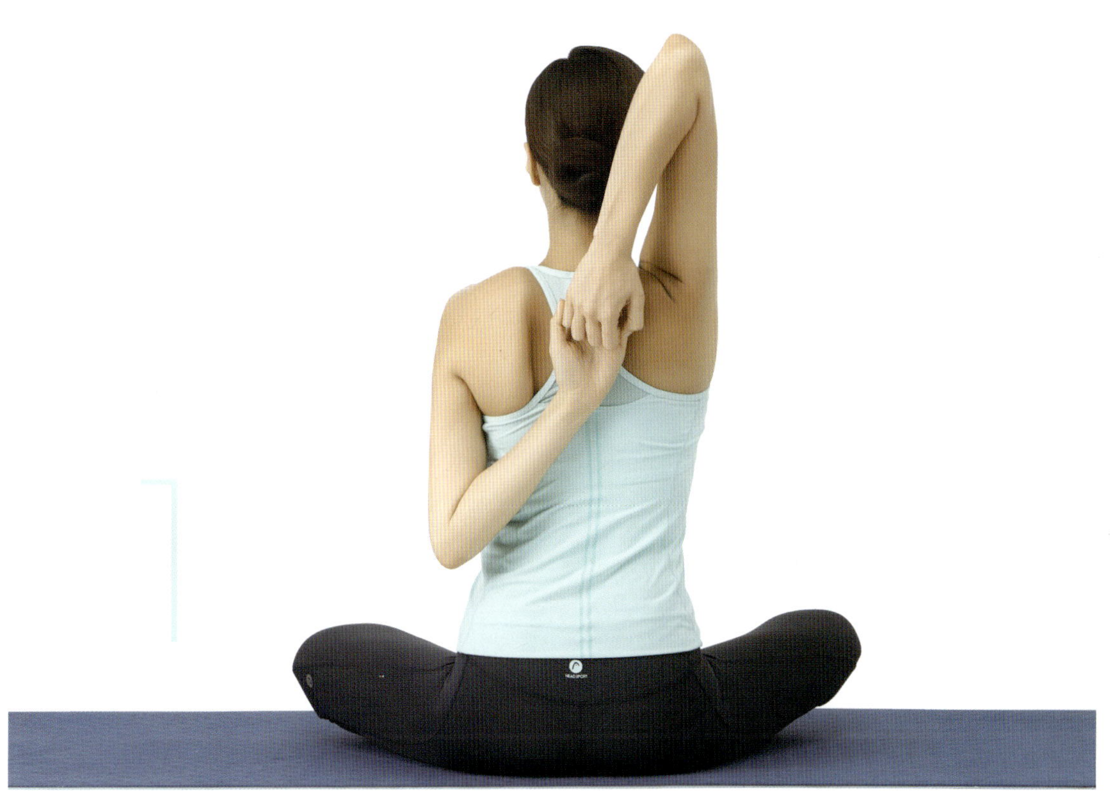

들숨＋자연호흡 ➜ 오른손은 위쪽으로, 왼손은 아래쪽에서 등 뒤로 보내 맞잡으며 숨을 깊게 들이쉰다. 1분간 자세를 유지하고 팔을 바꿔 반대쪽 도 실시한다.

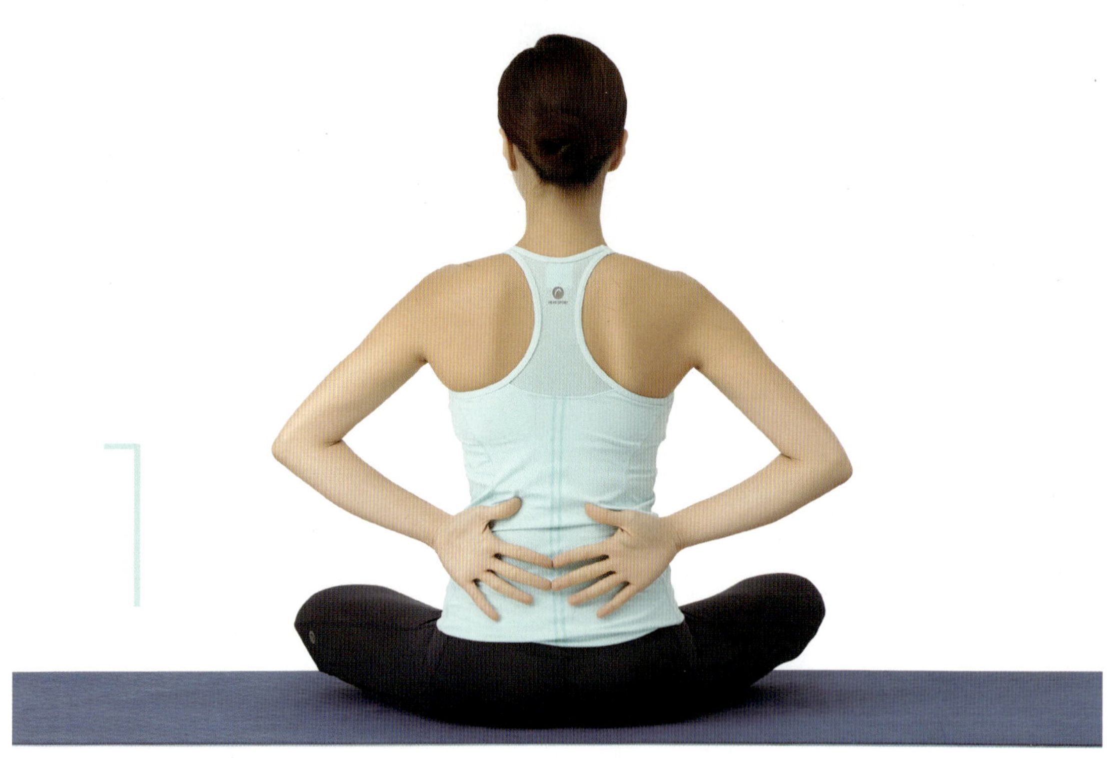

자연호흡 ➜ 등 뒤에 양손을 뒤집어 올려놓는다.

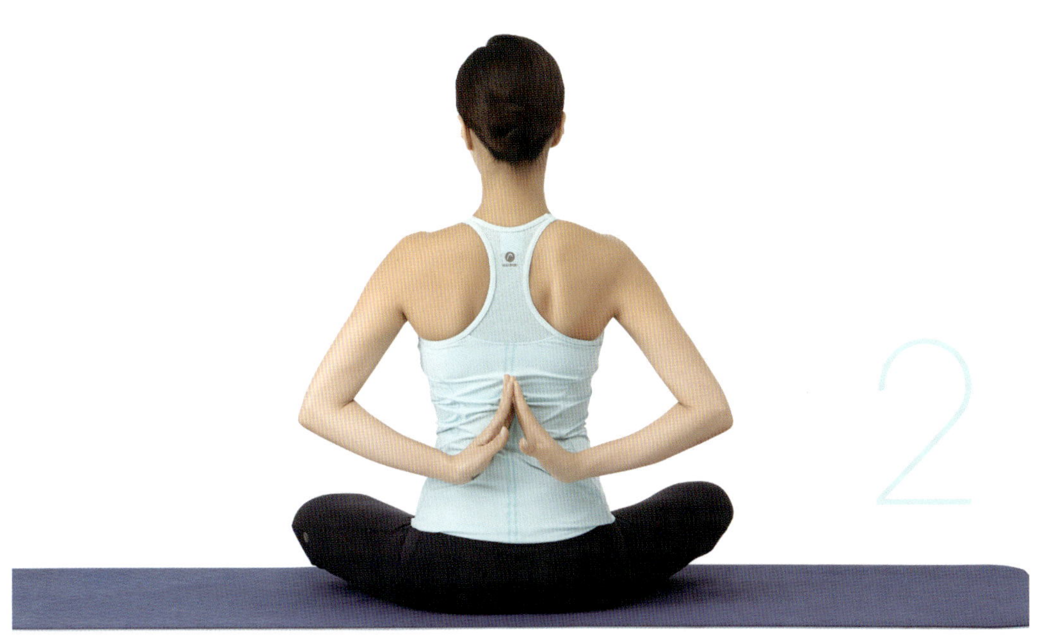

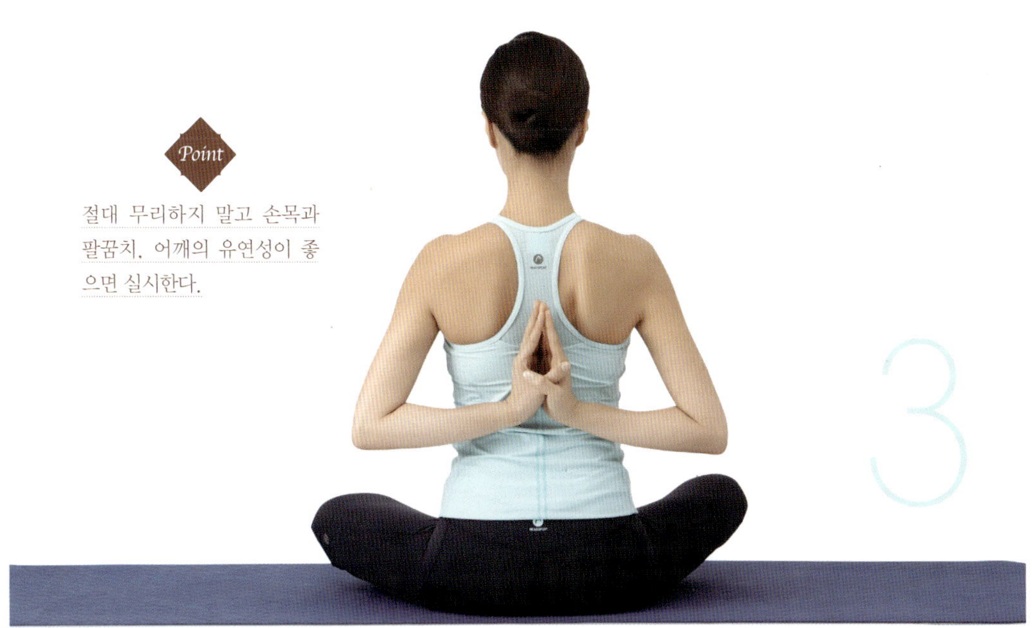

절대 무리하지 말고 손목과
팔꿈치, 어깨의 유연성이 좋
으면 실시한다.

2 **자연호흡** ➜ 손가락을 마주해서 산 모양
을 만들어 준다.

3 **들숨＋자연호흡** ➜ 숨을 들이미시고 양
손바닥을 붙여 합장하며 1분간 자세를 유
지한다.

어깨와 등 연결 라인 예쁘게 만들기

자연호흡 ➜ 다리를 골반너비로 벌리고 서서 새끼발가락이 11자가 되도록 한다.

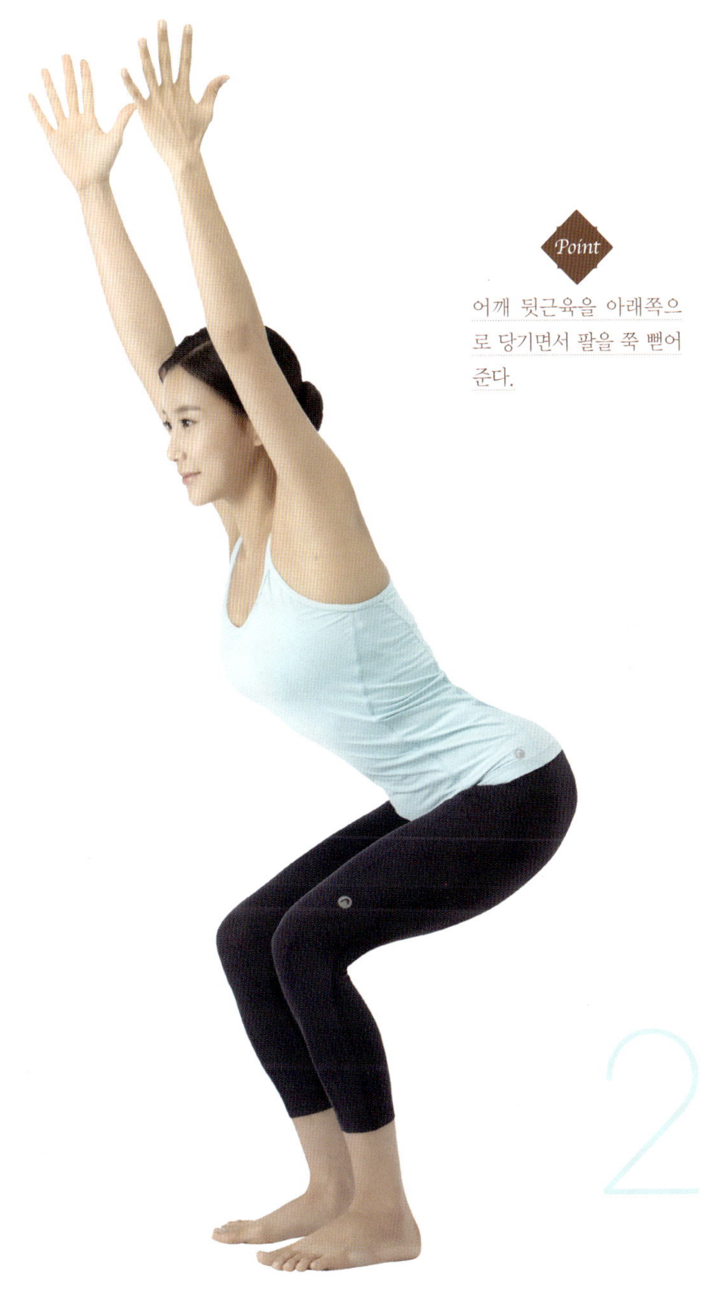

2 **들숨 + 자연호흡** ➔ 숨을 들이쉬며 엉덩이를 뒤로 쭉 빼고 무릎을
구부린다. 팔은 앞으로 쭉 뻗어 상체를 세워 1분간 자세를 유지한다.

말린 어깨 곧게 펴기 & 등 군살 빼기

모델들의 캣워크를 보세요. 누구도 어깨를 구부리고 걷는 사람은 없습니다. 어깨가 항상 앞으로 굽어 있는 사람은 키도 실제보다 작아 보이고 혈액순환이 되지 않아 살이 쉽게 붙습니다. 실제 어깨가 틀어져 있는 사람은 가슴이 짝짝이가 되거나 탄력이 사라지는 등 체형 변화를 보입니다. 여기에 소개하는 운동은 견갑골과 등 근육을 자극해 매끈한 어깨와 샤프한 등을 만들어줍니다.

군살 없는 매끈한 등 만들기

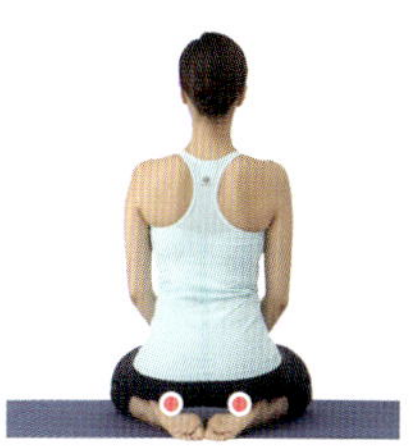

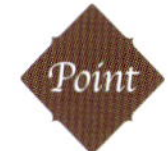

발뒤꿈치로 엉덩이 아래 혈 자리(승부혈 자리)를 누르거 나 지압하면 엉덩이 라인이 예뻐진다.

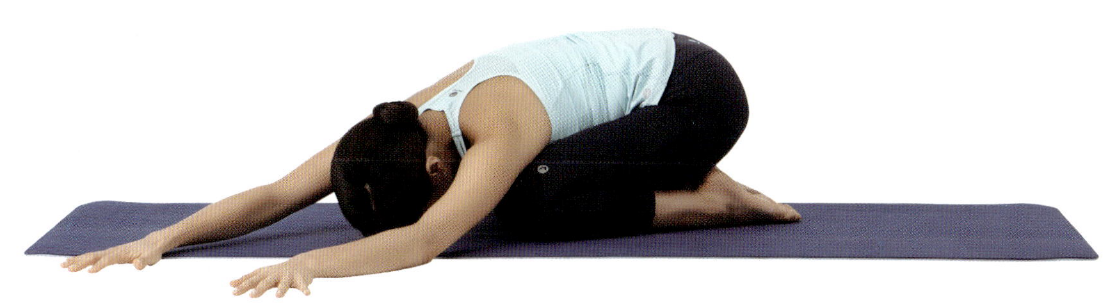

1 **들숨** ➡ 발뒤꿈치가 엉덩이에 닿도록 무릎을 꿇고 앉아 숨을 들이쉬면서 왼쪽으로 엎드린다.

2 **날숨 + 자연호흡** ➡ 숨을 내쉬면서 어깨를 바닥으로 누르듯 스트레칭하며 1분간 자세를 유지한다. 방향을 바꿔 반대쪽도 실시한다.

사라진 견갑골 만들기

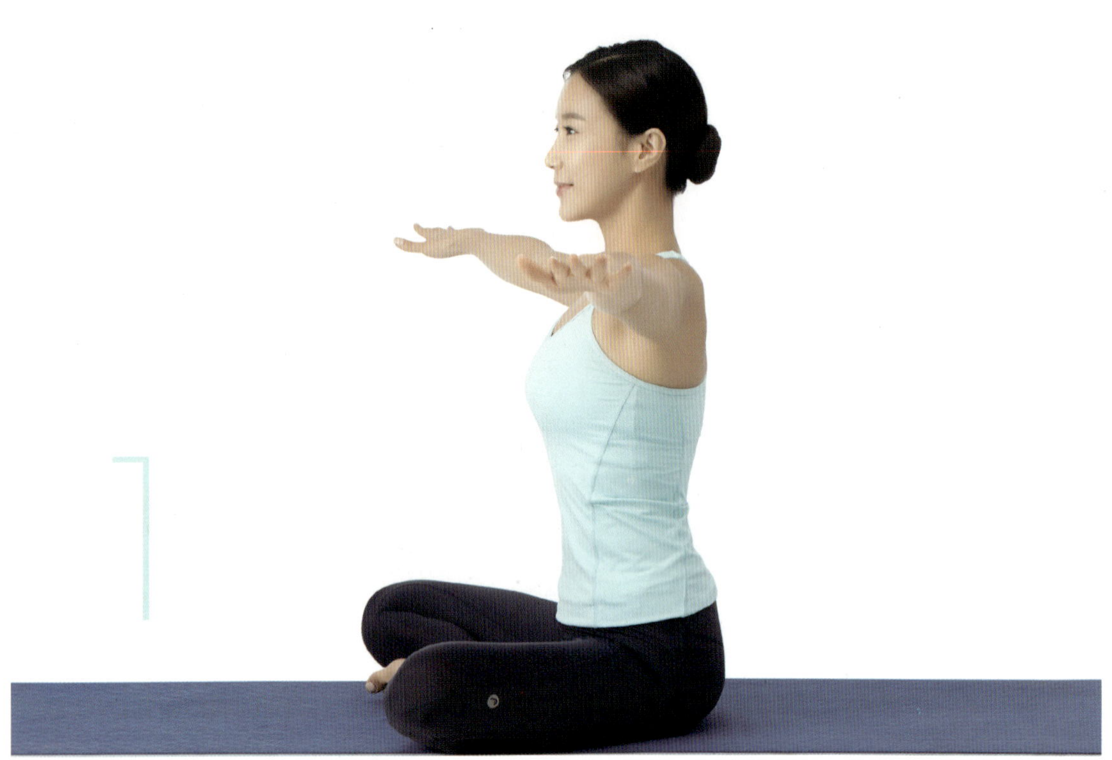

자연호흡 ➜ 편안하게 앉아 가슴과 어깨를 펴고 손등이 위를 보도록 하여
팔을 바깥쪽으로 밀어 올려 쭉 편다.

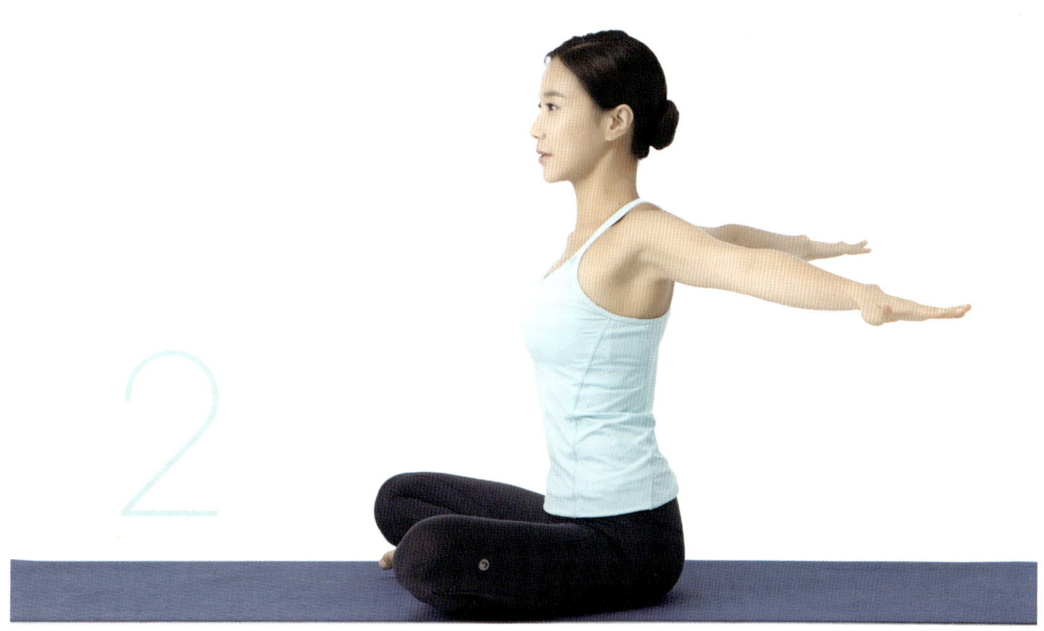

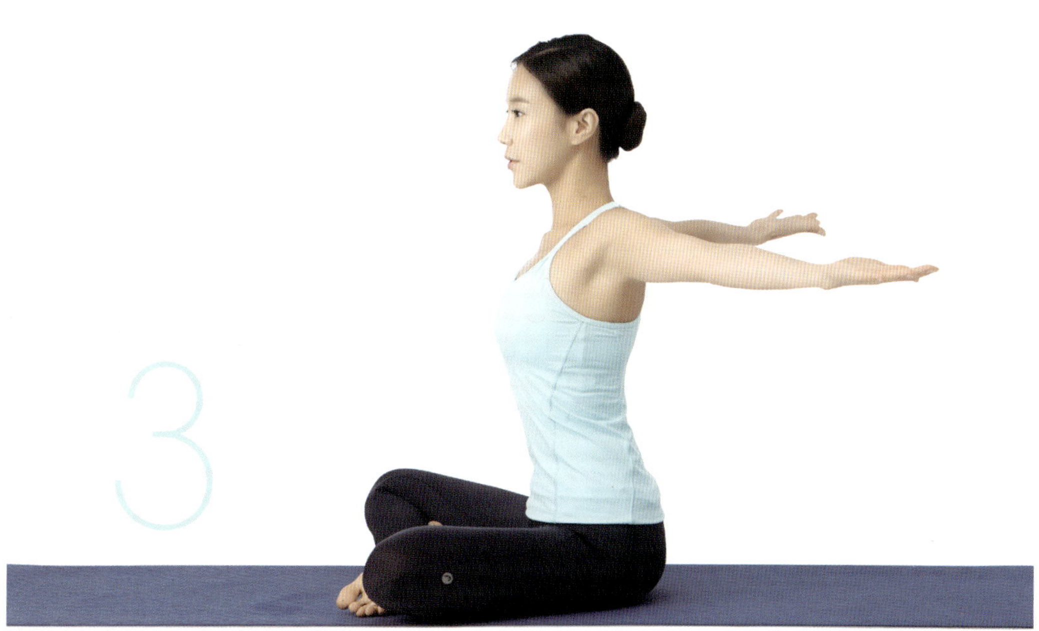

2 **들숨＋자연호흡** ➜ 숨을 깊이 들이쉬며 양팔을 뒤로 쭉 뻗는다. 짧은 호흡으로 훅, 훅하며 1분간 반복해서 실시한다.

3 **들숨＋자연호흡** ➜ 숨을 깊이 들이쉬며 손바닥이 위를 보게 하여 짧은 호흡으로 훅, 훅하며 1분간 반복해서 실시한다.

앞으로 굽은 등 교정하기

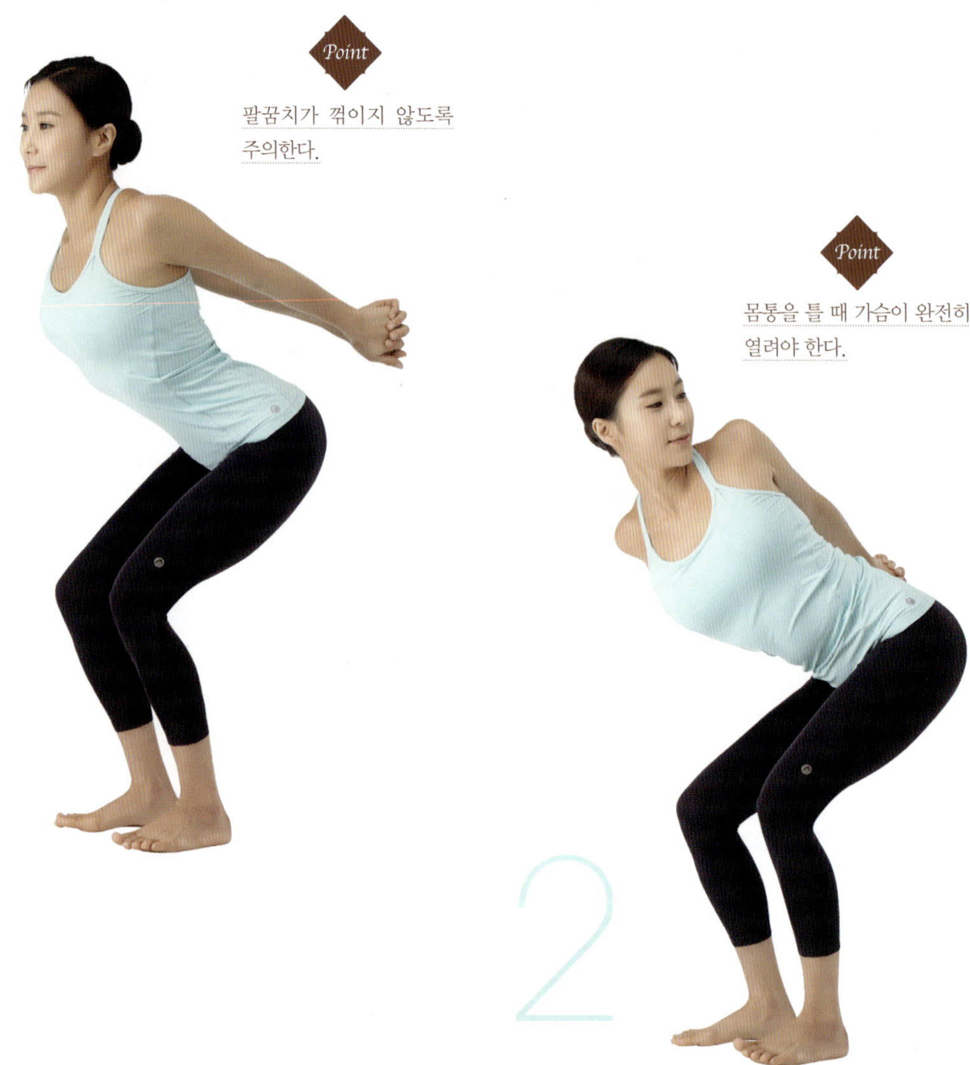

1 들숨 ➡ 골반너비로 다리를 벌리고 서서 등 뒤로 깍지를 낀다. 숨을 들이쉬면서 다리를 구부리며 팔을 뒤로 쭉 뻗는다.

2 날숨＋자연호흡 ➡ 숨을 내쉬면서 몸통을 왼쪽으로 튼다. 이때 팔은 쭉 뻗고, 턱은 열린 가슴 방향 쪽으로 당기며 20초간 유지한다.

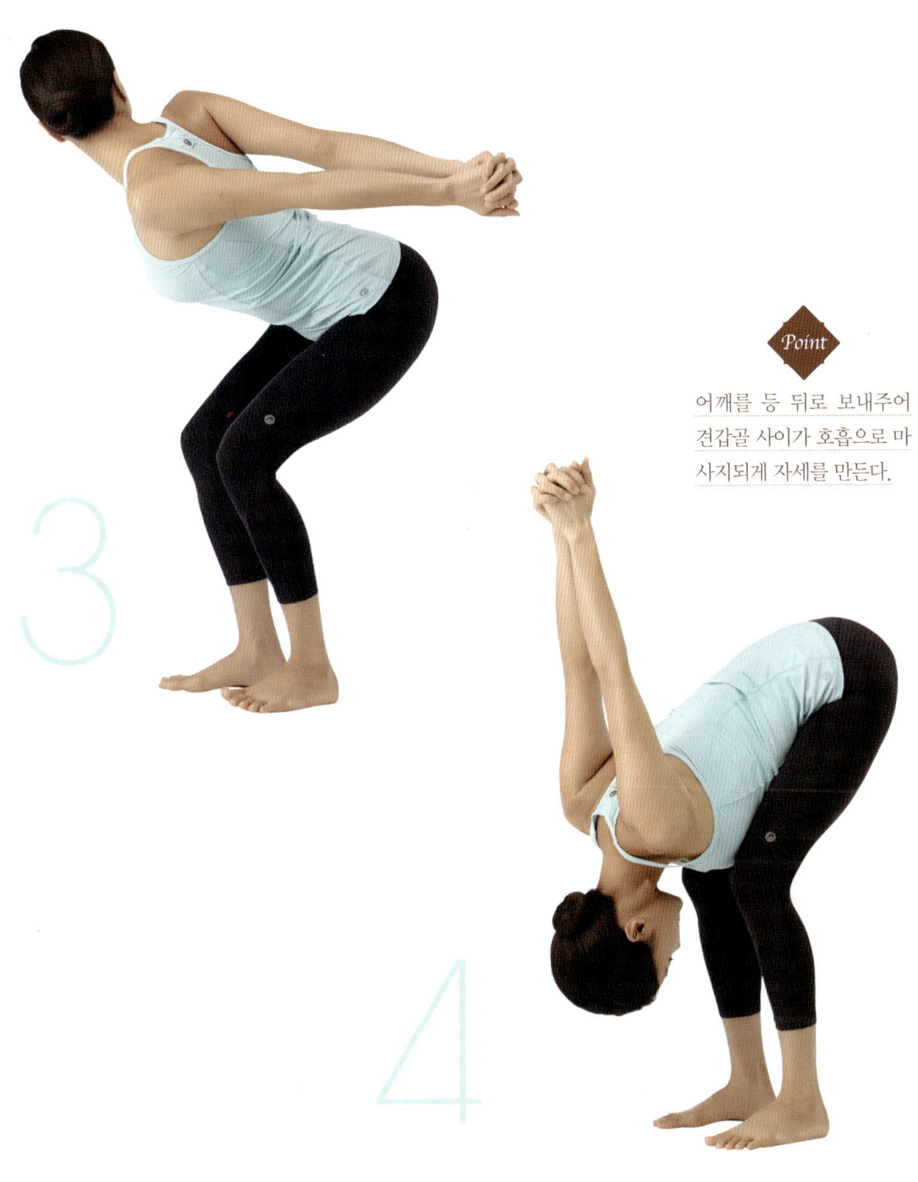

3 **날숨＋자연호흡** ➜ 1번 자세로 돌아왔다
가 숨을 내쉬면서 몸통을 오른쪽으로 튼
다. 이때 팔은 쭉 뻗고, 턱은 열린 가슴 방
향 쪽으로 낭기며 20초간 유지힌다.

4 **날숨＋자연호흡** ➜ 1번 자세로 돌아왔다
가 숨을 내쉬면서 몸을 앞으로 숙인다. 팔
은 그대로 따라 올리며 20초간 유지한다.

Beauty Tip

01

이중턱 없는 브이라인 만들기

2천 년 전에는 커다란 귀에 넉넉한 살집, 그리고 이중턱 있는 여성이 미녀로 칭송받았다고 해요. 하지만 2천 년 전 미녀라고 우길 것이 아니라면 이중턱은 미리 예방하는 것이 좋습니다. 이중턱이 있으면 실제보다 나이가 들어 보이고, 이미지를 둔탁하게 만들어 우울한 인상을 주기 때문이에요. 이중턱은 꼭 살이 찌거나 노화 때문에 생기는 것만이 아닙니다. 날씬하거나 젊은 사람 중에도 이중턱을 가지고 있는 사람을 심심치 않게 볼 수 있습니다. 얼굴선 주변의 혈이 뭉쳐져 있어 혈액순환이 제대로 되지 않거나 잘못된 생활습관 등 그 원인은 여러 가지입니다. 어쨌든 이중턱은 팔자주름을 만드는 원인이기도 하므로 지금 이중턱이 없다고 안심하지 말고, 적절한 관리를 하는 것이 좋아요. 이중턱을 예방하려면 우선 베개부터 바꿔보세요. 너무 높거나 낮은 베개는 목주름이나 이중턱을 유발하기 때문이에요. 베개 높이는 자신의 팔뚝 굵기 정도로, 베개 폭은 머리에서 어깨까지 두루 받쳐줄 수 있는 정도가 적당해요. 그리고 평소 짬짬이 이중턱을 없애주는 마사지와 지압법으로 관리해주면 브이라인 턱선을 만들 수 있답니다.

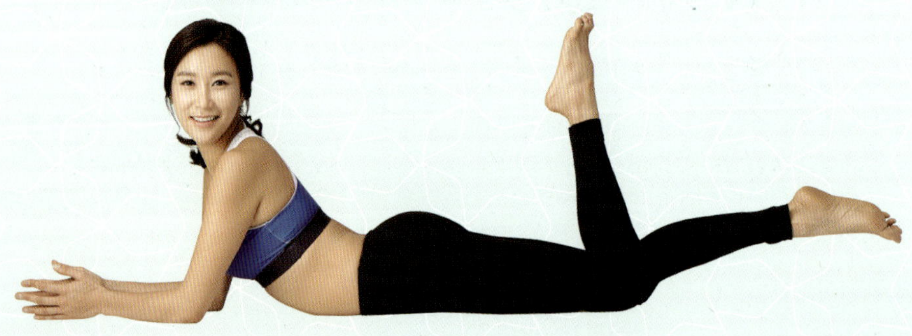

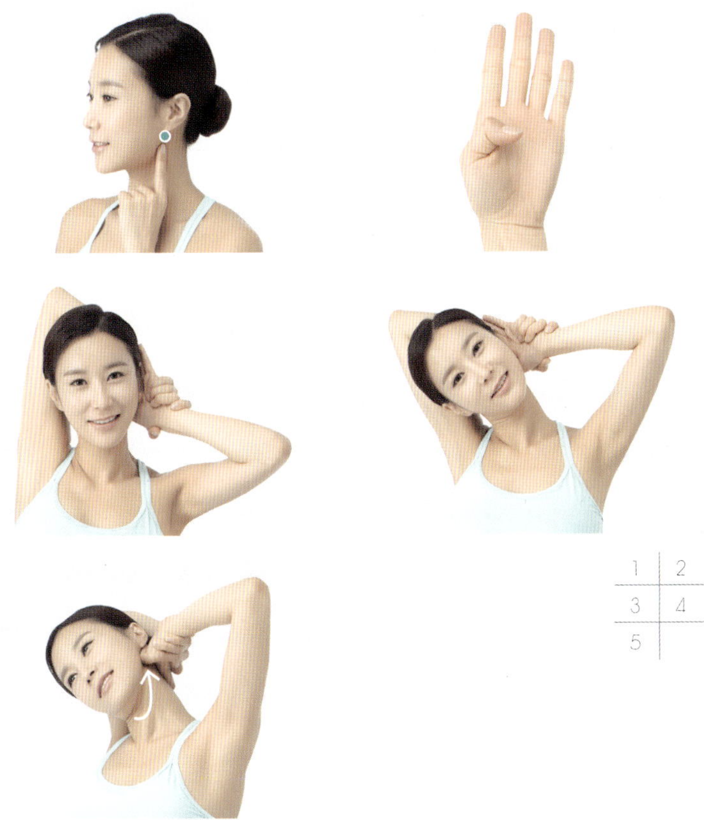

브이라인 마사지&지압법

1 귀 아래 턱뼈 안쪽으로 쑥 들어가는 지점을 눌러 자극해준다. 눌렀을 때 통증이 느껴진다면 혈액순환이 제대로 되지 않아 독소가 쌓이고 있다는 증거다.

2 엄지손가락을 'ㄱ'자로 구부려 머리 뒤에 대고 반대쪽 손으로 감싼다.

3 엄지손가락 마디를 이용해 귀아래 턱선이 끝나는 지점을 먼저 천천히 원을 그리듯 좌, 우로 각10회씩 마사지해주고, 숨을 들이쉬면서 척추를 바르게 세우고 어깨 힘을 빼준다.

4 내쉬는 숨에 천천히 고개를 우측으로 당겨주고, 이때 고개를 숙이거나 등이 굽어지지 않도록 한다.

5 5~10회 호흡하며 턱과 목선이 스트레칭되는 것을 느끼고 같은 방법으로 반대쪽도 실시한다.

Point>> 최대한 깊게 호흡하고 쇄골 마사지와 함께 하면 효과가 더 크다. 손을 바꿔 반대쪽도 실시한다.

Beauty Tip

02

아름다운 쇄골 라인 만들기

'쇄골 미인'이라는 말이 있습니다. 얼굴 아래로 시선을 확 사로잡는 일자형 쇄골과 매끈한 어깨라인은 여성을 아름답게 만들죠. 선명한 쇄골 라인은 모든 남성의 이상형이라 해도 과언이 아닙니다. 옷을 입어도 쇄골 라인이 살아 있어야 전체적으로 옷태가 살고, 주얼리를 착용해도 쇄골이 도드라져야 그 품위가 살아납니다. 마른 사람 중에서도 쇄골 윤곽이 분명하지 않은 경우가 있고, 살이 통통하게 쪘어도 쇄골이 또렷한 사람이 있습니다. 등과 어깨를 쫙 폈는데도 쇄골이 묻혀 있다면 마사지와 지압으로 쇄골을 드러내 보세요. 하루 1분 마사지로 충분히 쇄골 라인을 살릴 수 있습니다.

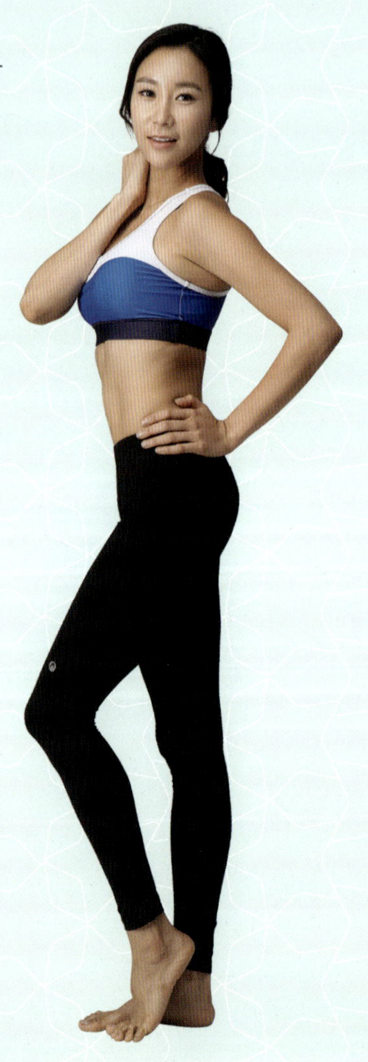

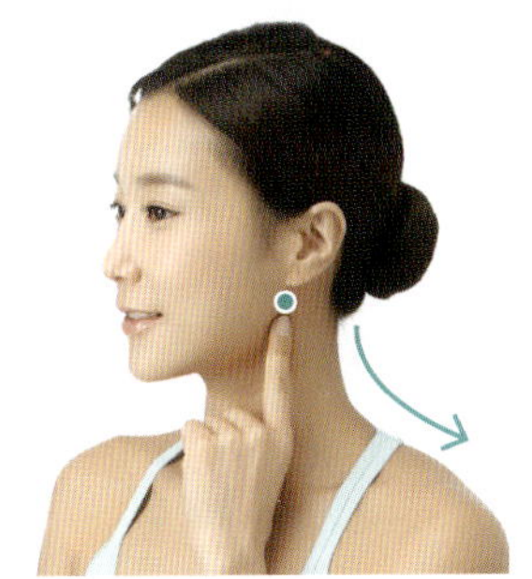

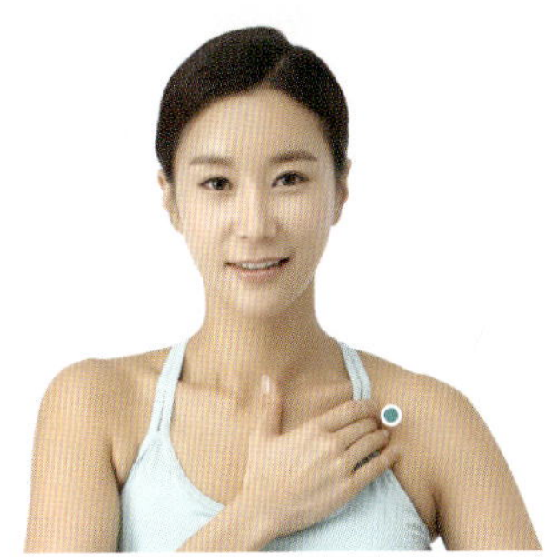

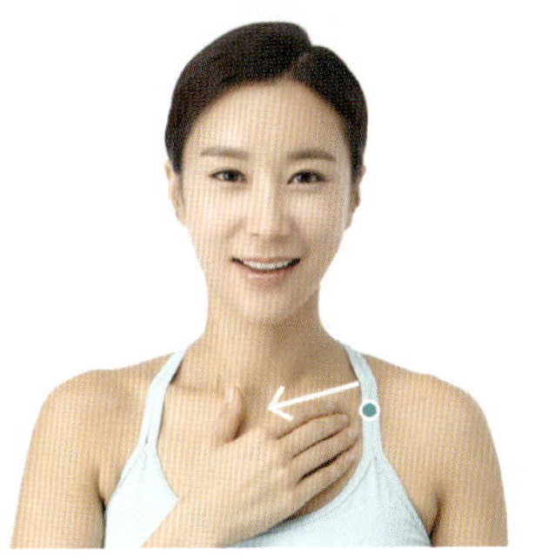

1
2
3

쇄골 미인이 되는 마사지

1 귀 아래쪽의 움푹 들어간 지점부터 어깨 선을 따라 쇄골 라인의 끝 지점(어깨를 앞으로 구부리면 쑥 들어가는 곳)까지 쓸어내려 준다.

2 손가락 4개를 이용해 쇄골 아래 지점을 둥글리듯 천천히 지압한 뒤 꾹 눌러준다.

3 2의 지압점에서 쇄골 라인을 따라 가슴 중앙으로 쓸어내린다. 이 동작을 10회 반복한다.

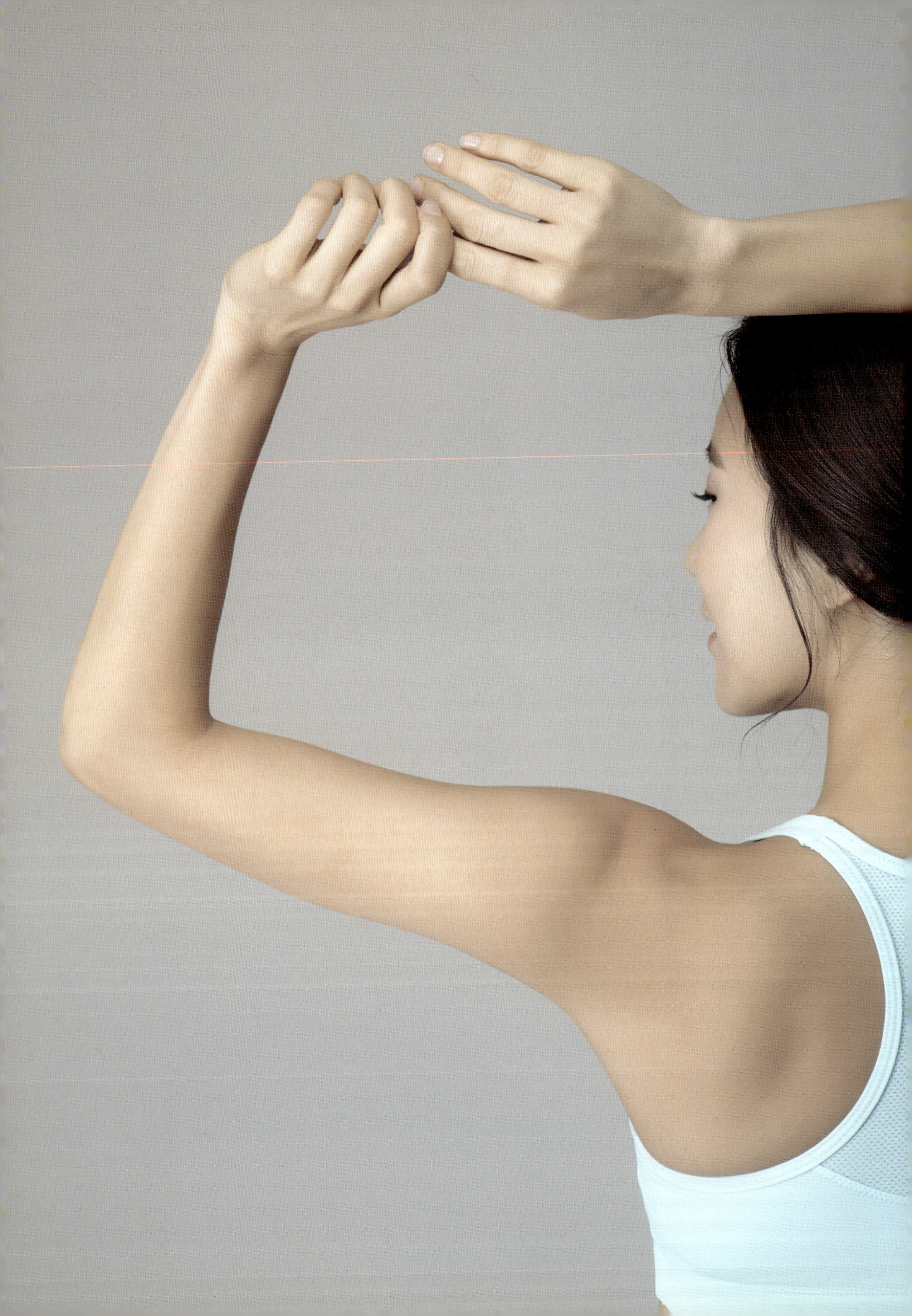

chapter 3

팔뚝 살을 빼려면
노폐물부터
제거해라

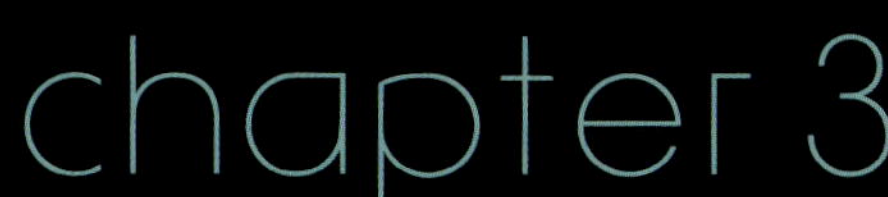

굵은 팔뚝 살 빼기

다른 신체 부위가 가늘어도 팔이 굵으면 타이트한 의상을 소화하기가 어렵습니다. 계절에 상관없이 팔을 관리해야 하는 이유죠. 굵은 팔뚝은 소화기관과도 연결되어 있으므로 운동뿐만 아니라 식습관 관리를 병행하는 것이 효과적입니다. 팔과 겨드랑이 아래쪽 근육을 자극해 혈이 뭉치는 것을 방지하고, 팔 근력을 강화해 팔에 군살이 붙지 않도록 평소 습관을 들이도록 하세요. 위팔 근육과 아래팔 근육을 골고루 자극하는 것이 중요합니다. 팔은 어깨와 연결되어 있으므로 어깨 운동 후 팔 운동을 함께하면 더 큰 효과를 얻을 수 있습니다.

매끈한 팔 라인 만들기

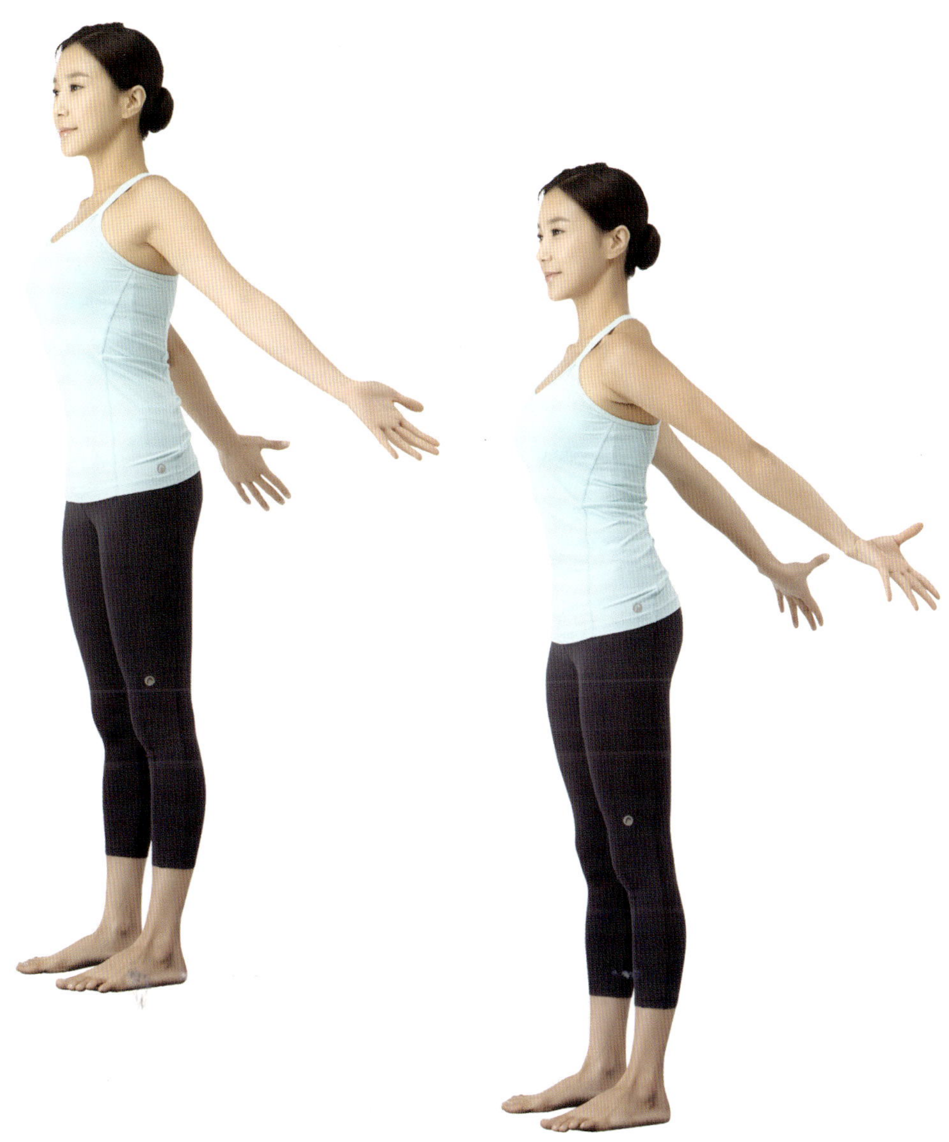

1 **자연호흡** ➜ 등을 곧게 펴고 서서 팔을 등 뒤로 밀어주듯 쭉 뻗은 후 손바닥이 하늘을 보도록 한다.

2 **들숨＋자연호흡** ➜ 숨을 들이쉬면서 손을 바깥쪽으로 천천히 비틀어 1분간 자세를 유지한다. 손을 안쪽으로 천천히 비틀어 반대쪽도 실시한다.

팔 근육 운동으로 팔뚝 살 빼기

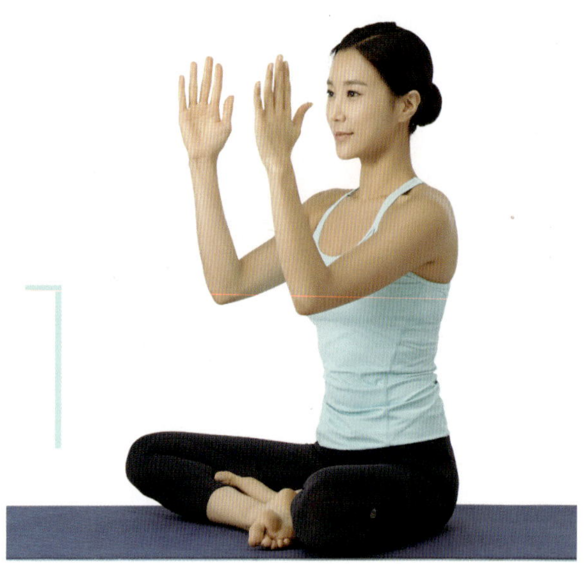

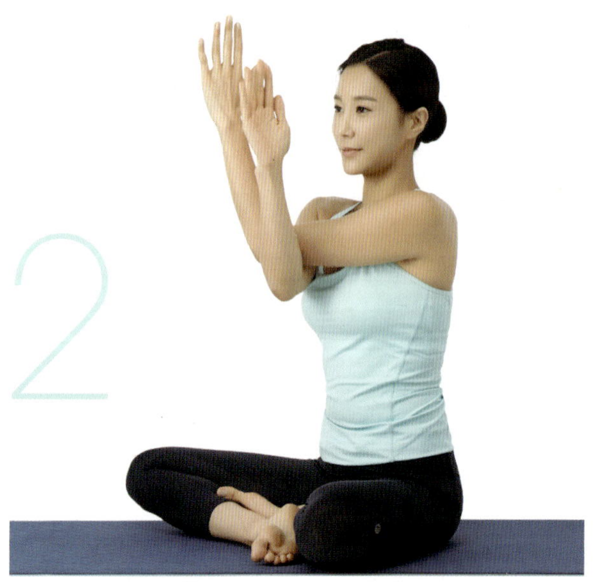

1 **자연호흡** ➜ 편안한 자세로 앉아 양팔을 벌려 팔을 굽혀 마주본다.

2 **자연호흡** ➜ 양팔을 가슴 앞쪽에서 교차 시킨다.

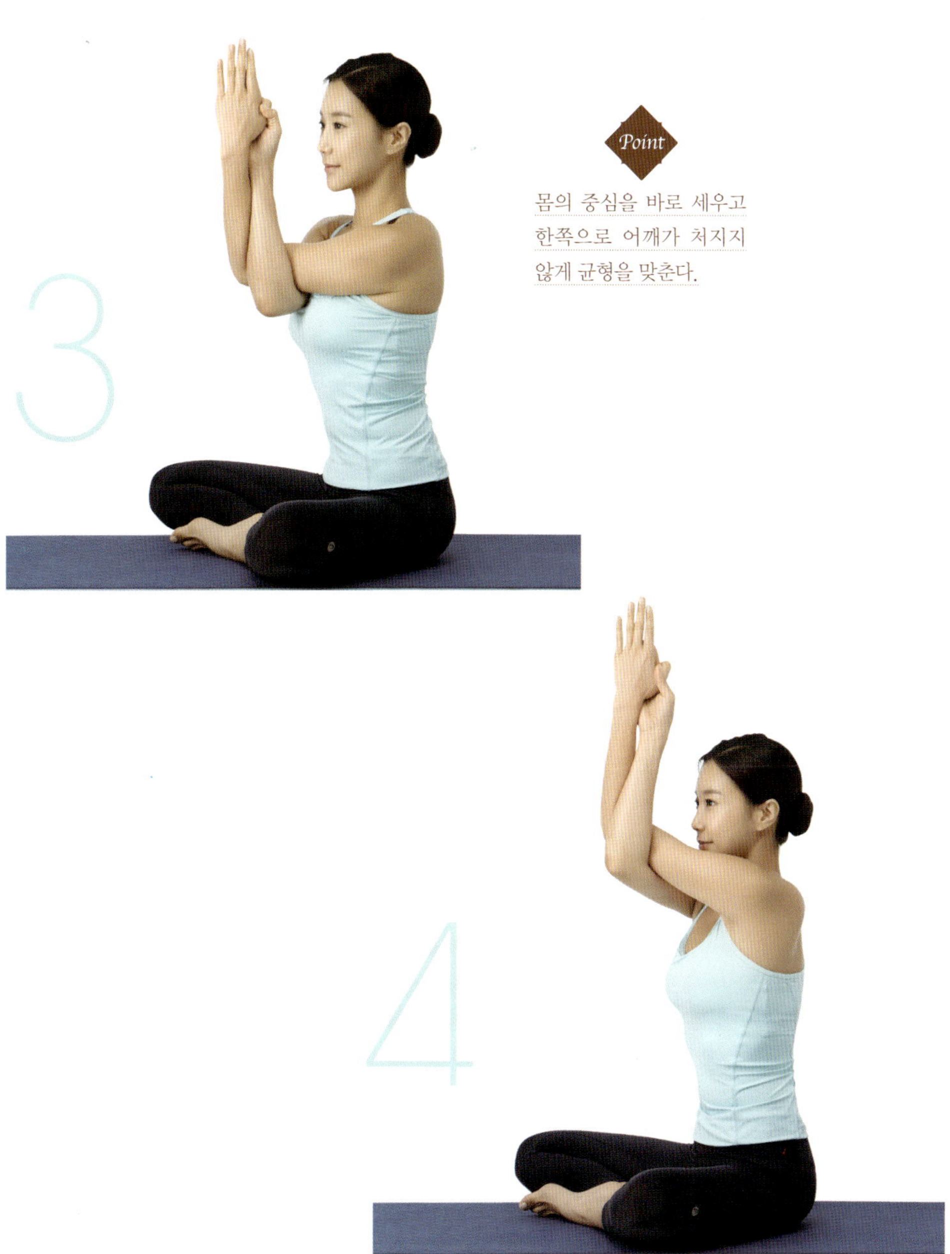

3 **들숨** ➜ 엄지를 걸어 고정한 뒤 크게 숨을 들이쉰다.

4 **날숨** ➜ 숨을 내쉬면서 팔을 위로 올린다. 1분간 위, 아래로 움직여준다. 팔을 바꿔 반대쪽도 실시한다.

림프관 자극으로 매끈한 팔 라인 만들기

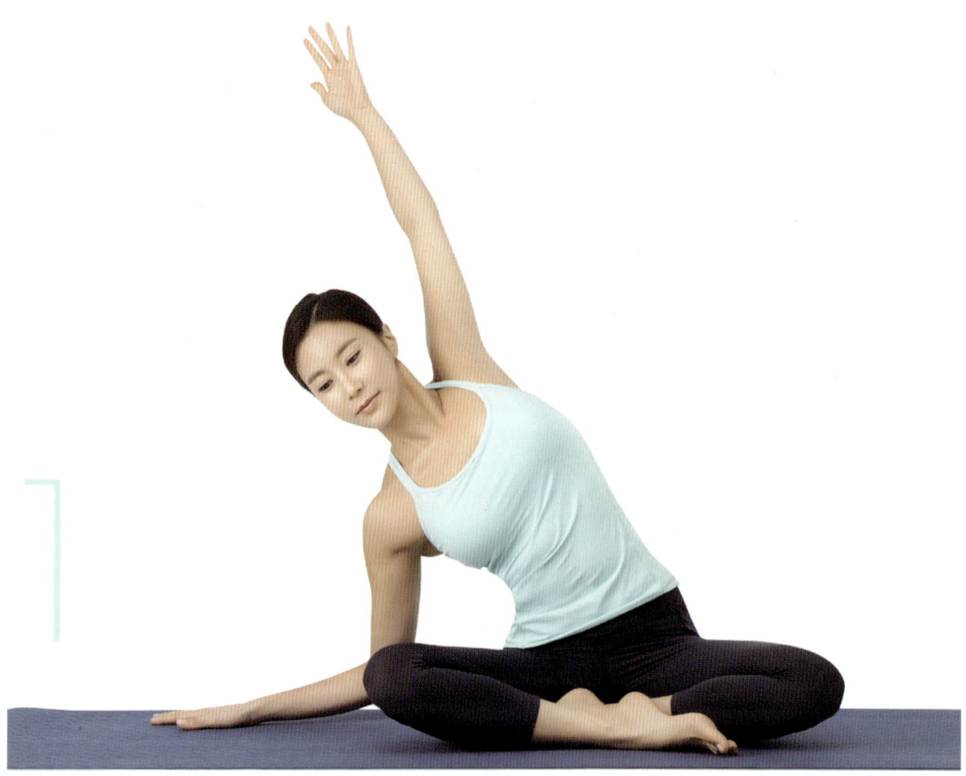

들숨＋날숨 ➜ 편안하게 앉아서 오른팔을 바닥에 짚고 왼손은 위
로 들어올리며 숨을 깊게 들이쉰다. 숨을 내쉬면서 옆구리와 겨드
랑이가 충분히 늘어난 지점에서 정지한다.

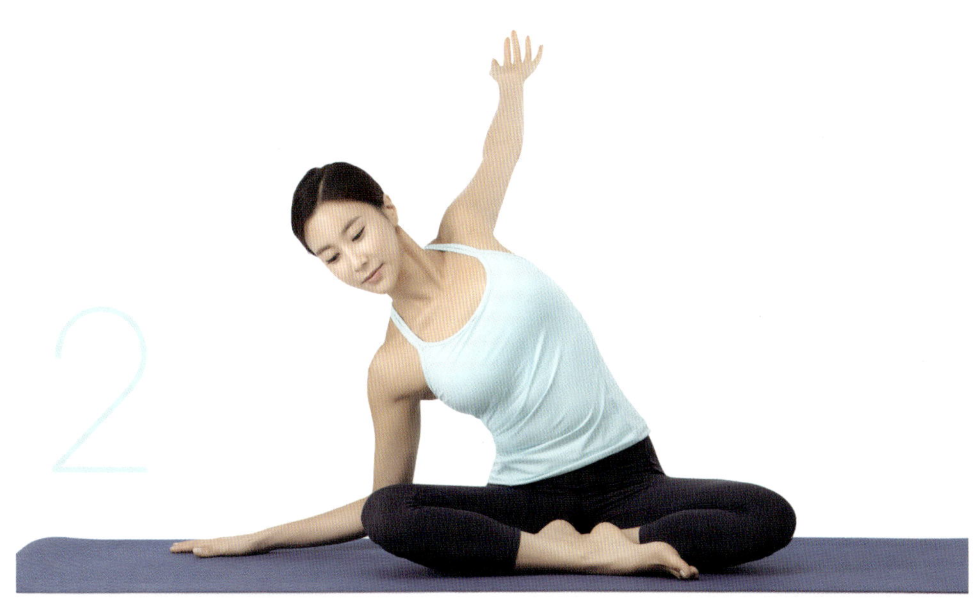

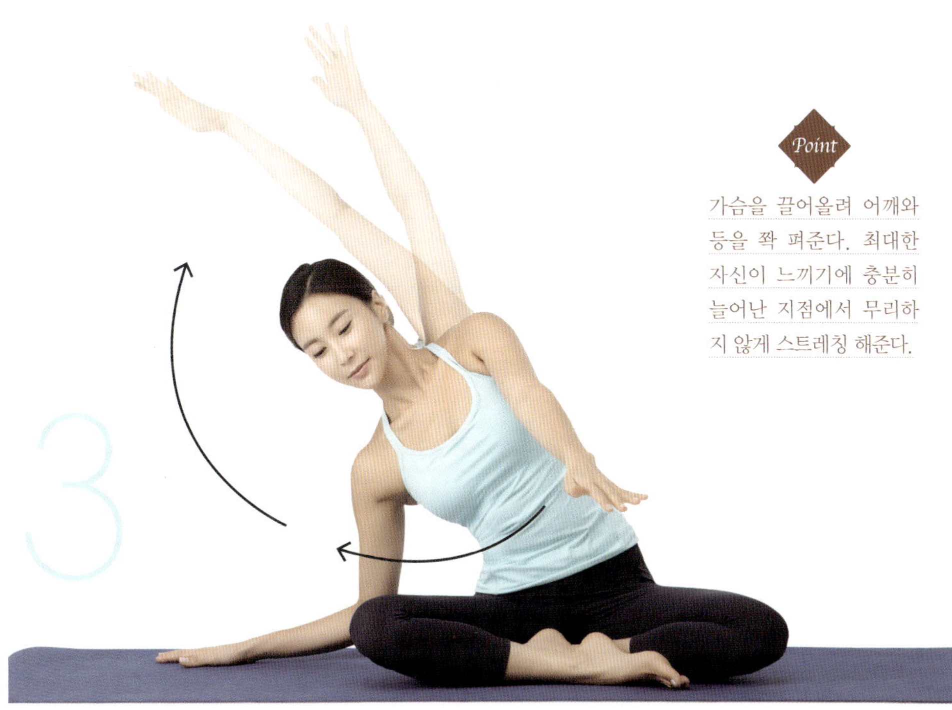

2 날숨＋자연호흡 ➡ 숨을 내쉬면서 팔을 최대한 젖혀 새끼손가락이 바깥쪽으로 당겨지는 느낌이 드는 지점에서 멈춰 1분간 호흡하며 자세를 유지한다.

3 자연호흡 ➡ 천천히 뒤로 큰 원을 그리며 팔을 아래로 내린다. 팔을 바꿔 반대쪽도 실시한다.

늘어진 팔뚝 탄력 주기

물렁하고 늘어진 팔뚝 살은 왠지 그 사람의 이미지까지 나른하고 흐릿하게 만듭니다. 팔은 갑자기 살이 붙는 부위가 아니기 때문에 관심을 두지 않다 보면 어느샌가 축 늘어지고 출렁거리기 십상이에요. 몸에는 고무나 스프링처럼 원래 모양으로 돌아가려는 탄성이 있습니다. 이 탄성을 이용해 건강미 넘치는 팔을 만들 수 있어요. 겨드랑이와 팔 안쪽 근육을 단련해 팔뚝 살이 늘어지는 것을 막아보세요.

기초 근력을 키워 날렵한 팔 만들기

팔을 구부리는 것이 아니라
어깨부터 팔꿈치를 밖으로
밀어낸다는 느낌으로 등,
가슴, 어깨를 곧게 펴준다.

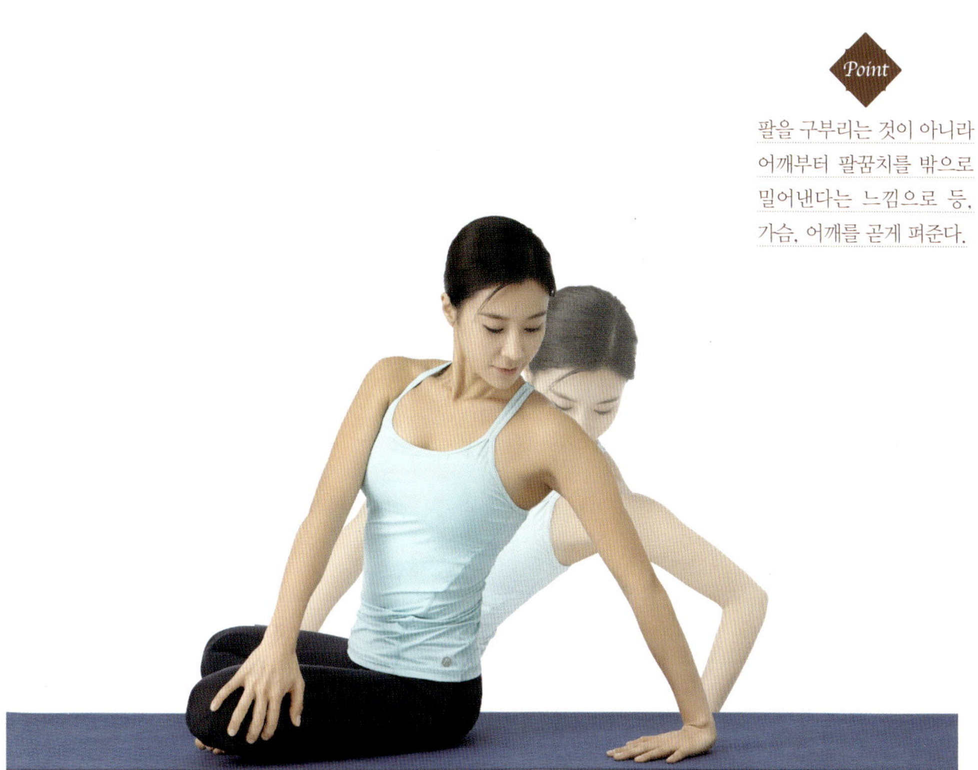

1 **들숨** ➜ 등을 곧게 편 상태에서 바닥에 앉아 왼쪽 팔로 바닥을 짚는다. 왼손 끝이 몸 안쪽을 향하도록 손목을 꺾는다. 오른손은 편안하게 왼쪽 허벅지에 대고 숨을 깊게 들이쉰다.

2 **날숨＋자연호흡** ➜ 숨을 내쉬면서 어깨부터 밀어내듯 팔을 바깥쪽으로 구부린다. 1~2를 10회 반복한 뒤 구부린 자세로 1분간 자세를 유지한다. 팔을 바꿔 반대쪽도 실시한다.

팔 근육 운동으로 탄력 주기

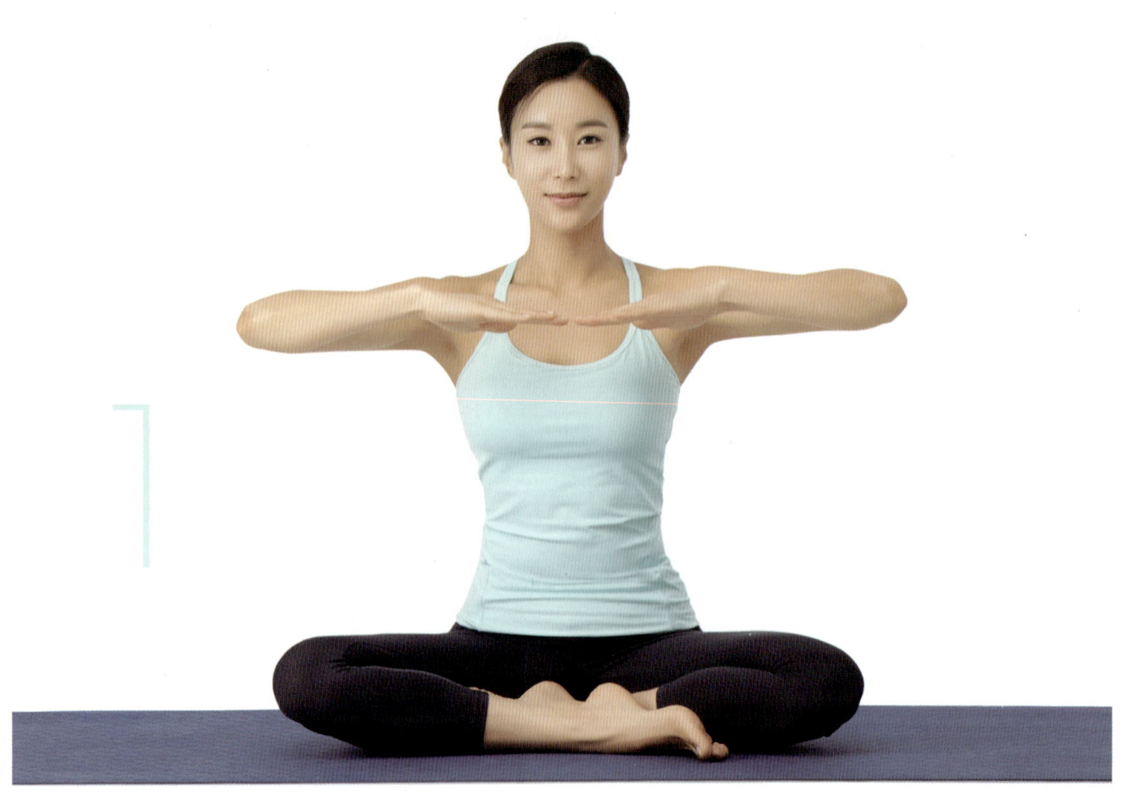

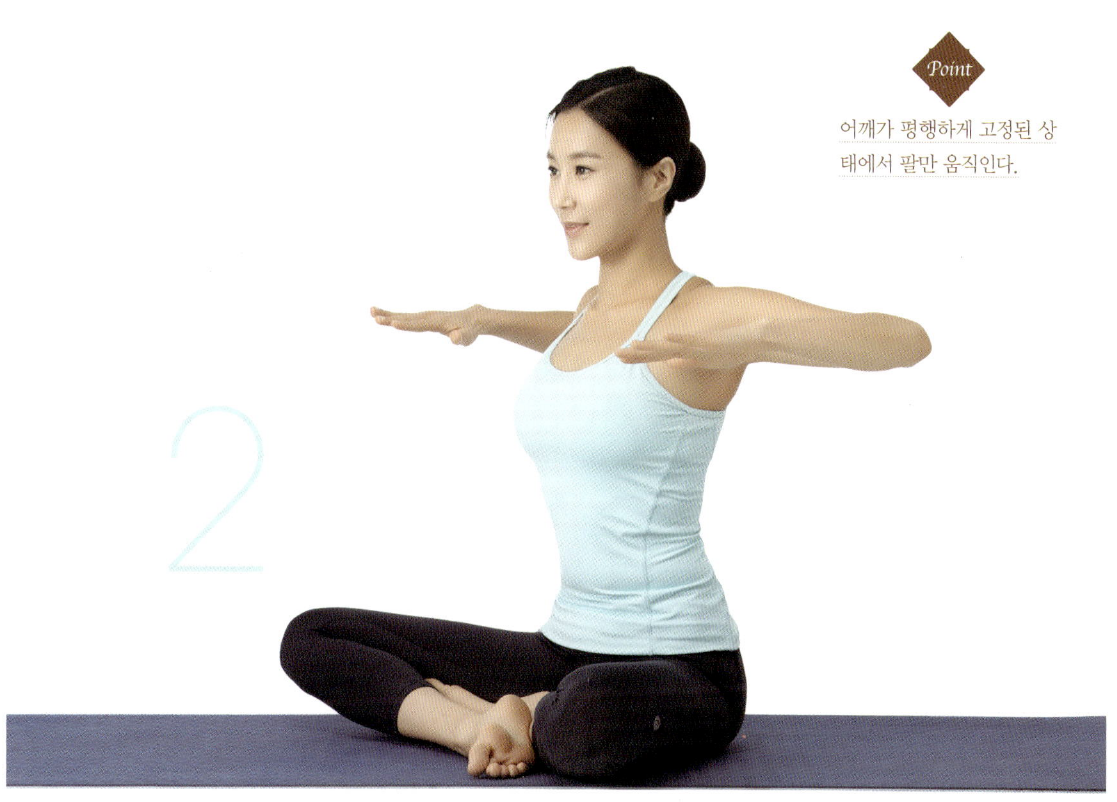

2 **날숨** ➡ 숨을 내쉬면서 팔을 그대로 바깥쪽으로 밀어준다. 숨을 훅, 훅
내뱉으며 약간 빠른 동작으로 1~2를 1분간 실시한다.

팔의 혈액순환 원활하게 하기

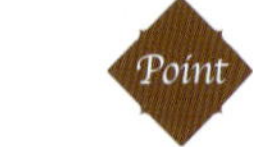

새끼손가락은 손안으로
집어넣어 양손이 균등하
게 몸을 지탱할 수 있도록
한다.

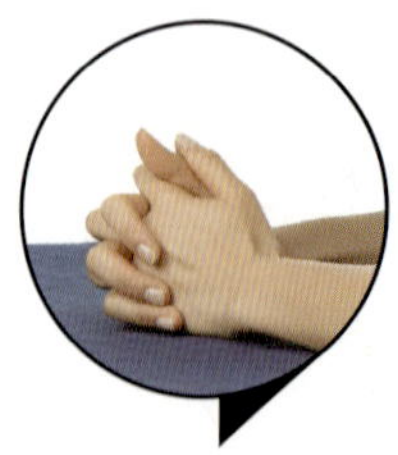

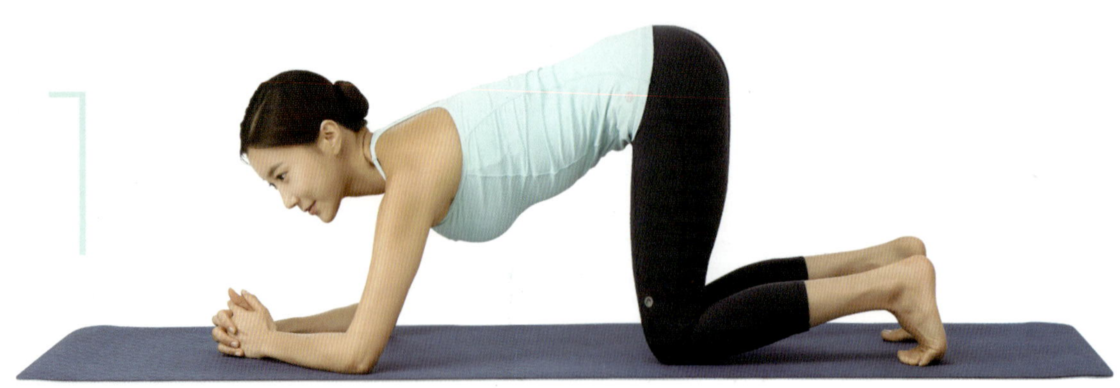

들숨 ➜ 골반너비로 다리를 벌린 상태에서 무릎을 꿇고 엎드린다. 팔은
어깨너비만큼 벌린 뒤 팔꿈치를 바닥에 대고 양팔을 앞으로 내밀어 깍지
를 끼고 숨을 들이쉰다.

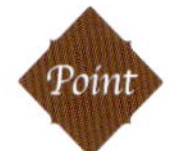

골반의 중심이 무너지지 않도록 꼬리뼈를 살짝 내려 중심을 잡아준다.

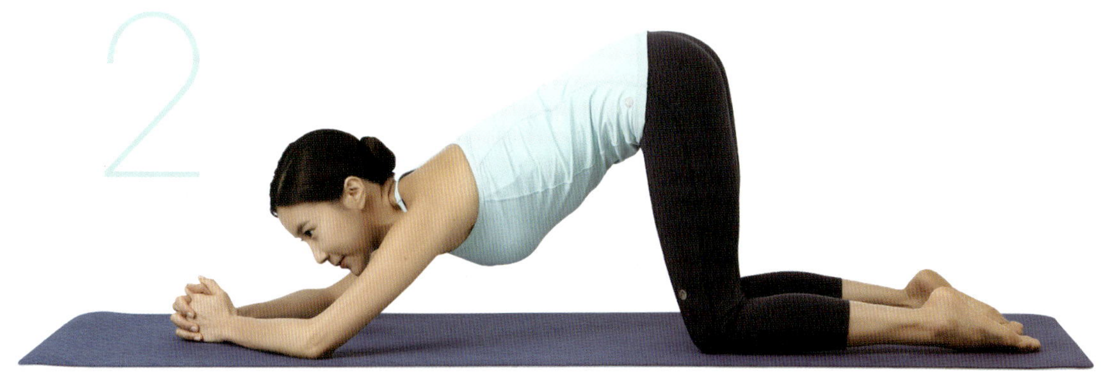

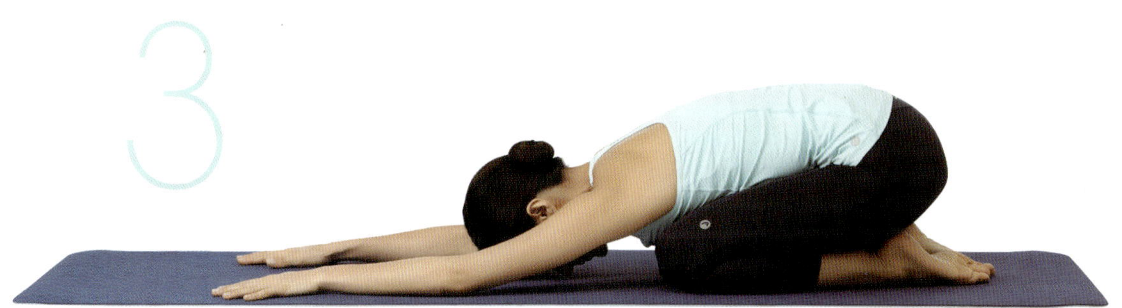

2 **날숨＋자연호흡** ➜ 숨을 내쉬면서 몸을 뒤로 살짝 밀며 스트레칭한다. 팔의 상부가 늘어나는 것을 느끼며 1~2를 반복해서 실시한다.

3 **자연호흡** ➜ 이마와 코끝이 바닥에 닿도록 몸을 완전히 엎드린 뒤 팔을 앞으로 뻗고 어깨 힘을 풀어 마무리 한다.

림프액 흐름을 원활히 해 맵시 있는 팔 만들기

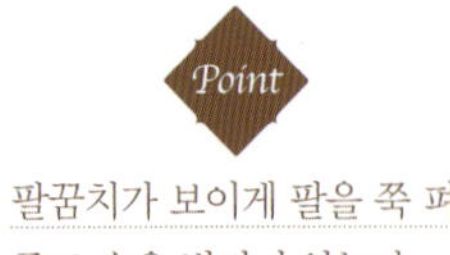

팔꿈치가 보이게 팔을 쭉 펴
주고 손은 벌리지 않는다.

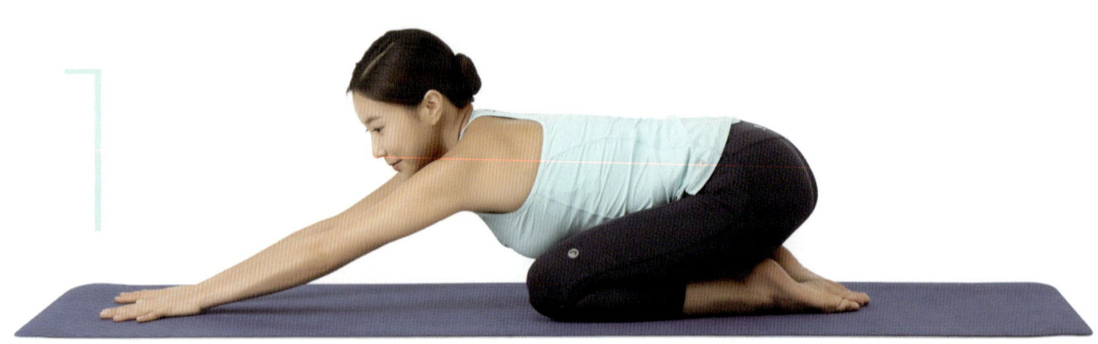

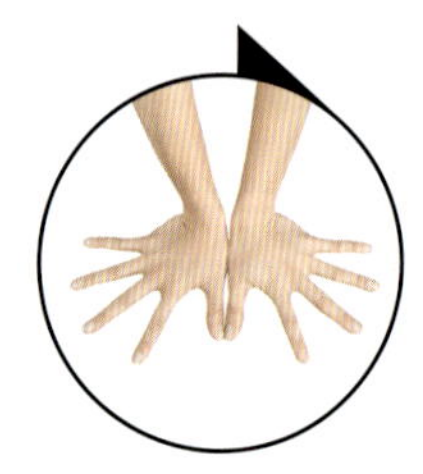

들숨 ➡ 양쪽 엄지손가락을 맞대어 바닥에 대고, 무릎을 꿇고 앉아
숨을 깊게 들이쉰다.

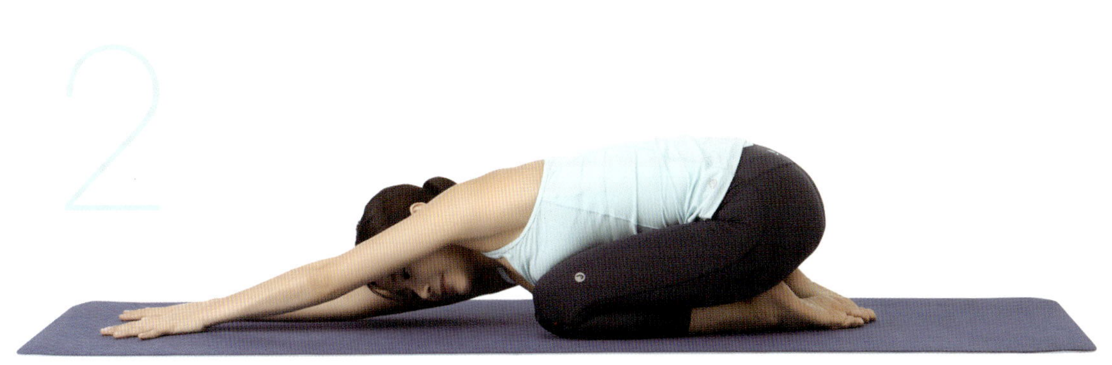

손바닥이 바닥에 밀착되는
느낌을 유지하며 팔이 고무
줄처럼 늘어나는 느낌으로
동작한다.

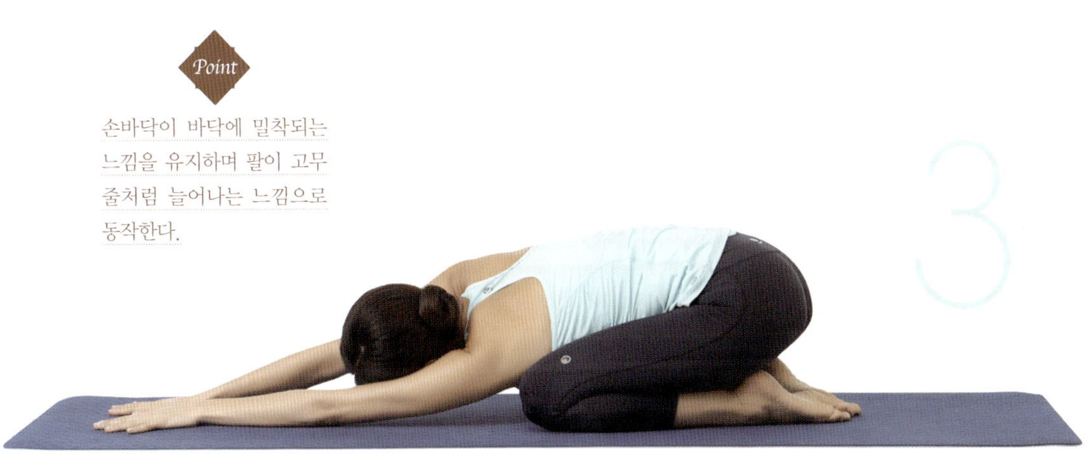

2 **날숨＋자연호흡** ➔ 숨을 내쉬면서 오른
쪽으로 몸을 틀어 누우며 왼쪽 가슴을 열
어준다. 호흡하며 팔 아래쪽과 어깨 뒤쪽
이 늘어나는 것을 느끼면서 30초간 자세
를 유지해준다.

3 **날숨＋자연호흡** ➔ 숨을 내쉬면서 왼쪽
으로 몸을 틀어 누워 오른쪽 가슴을 열어
준다. 호흡하며 팔 아래쪽과 어깨 뒤쪽이
늘어나는 것을 느끼면서 30초간 자세를
유지해준다.

근육 있는 건강한 팔 만들기

부자연스러운 쪽으로 깍지를
낀다. 그래야 몸의 균형을 맞
출 수 있다.

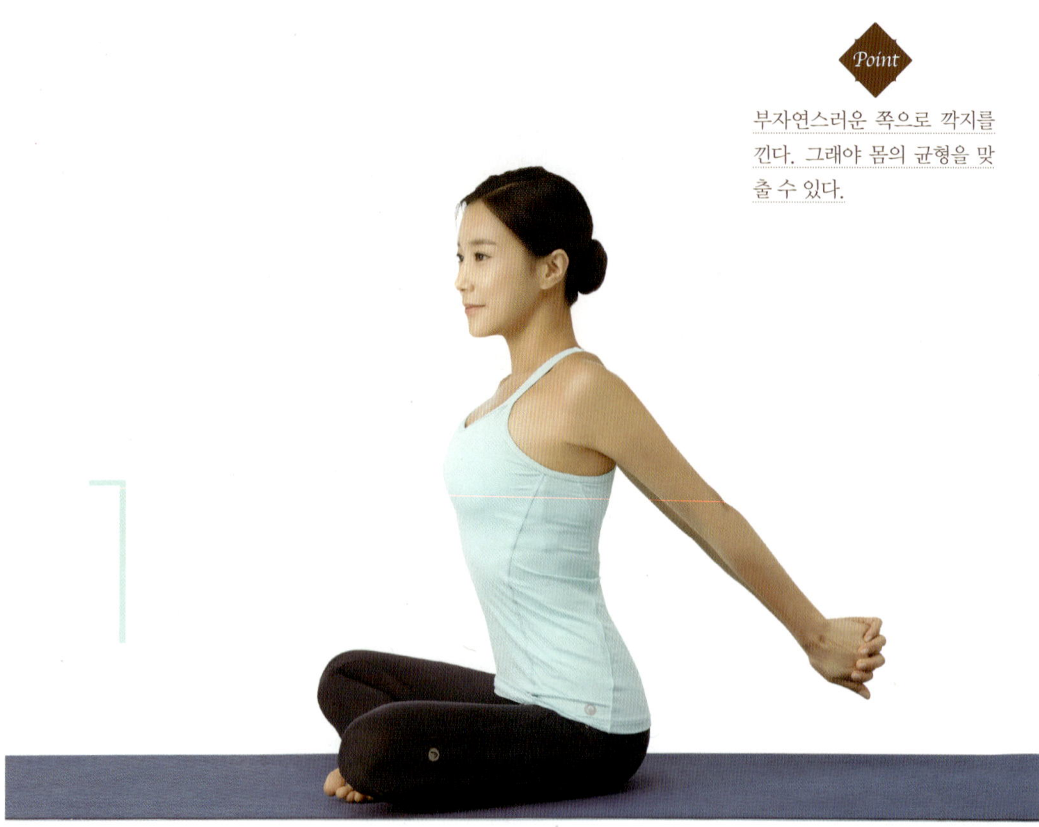

들숨 ➡ 편안하게 앉아 몸 뒤에서 깍지를 끼고 팔을 뒤로 뻗는다.
양손의 엄지손가락은 11자가 되도록 나란히 손 위에 놓고 숨을 깊게
들이쉰다.

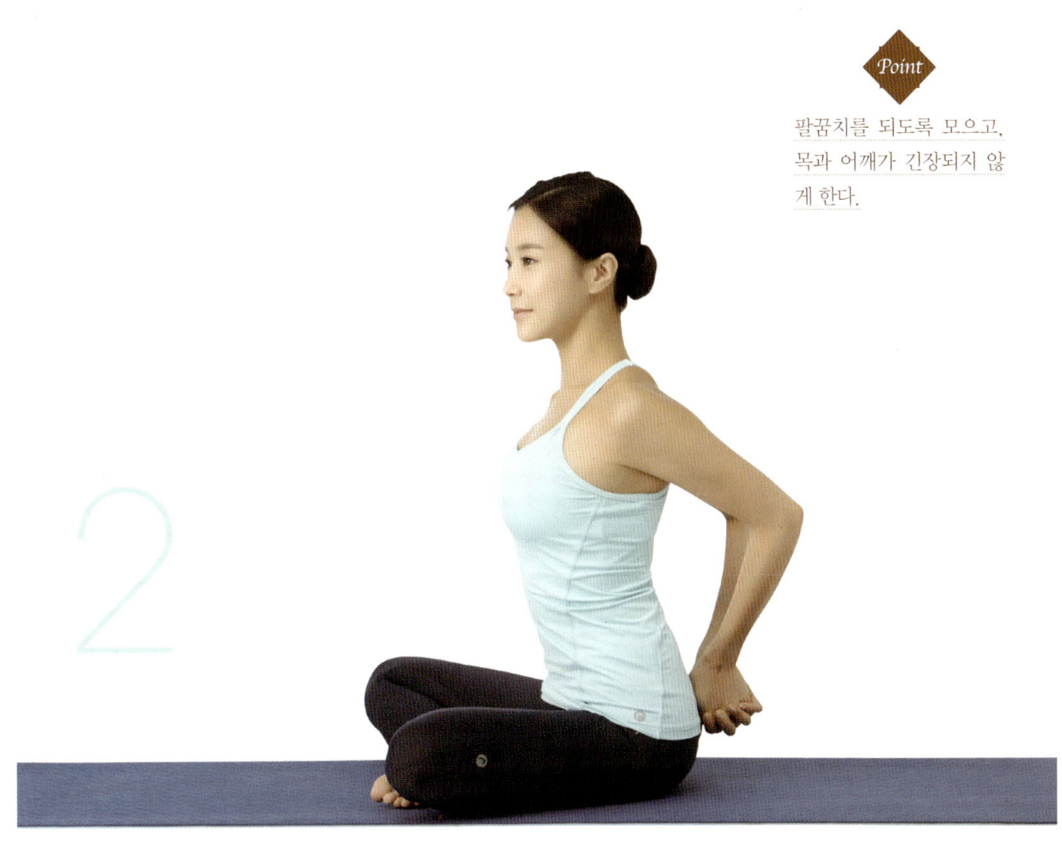

2 **날숨** ➜ 숨을 내쉬면서 팔꿈치를 접어
서 양쪽 엄지손가락을 꼬리뼈 쪽에 댄다.
1~2를 15회 반복한다.

3 **자연호흡** ➜ 팔을 구부린 자세를 1분간 유
지하면서 천천히 호흡한다.

팔 근력 강화로 라인 잡아주기

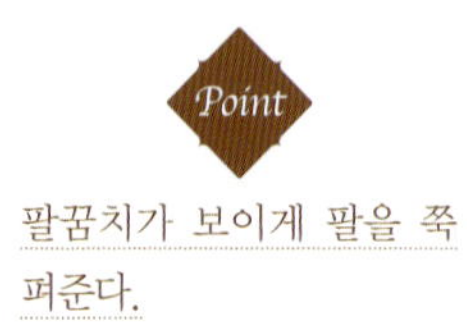

팔꿈치가 보이게 팔을 쭉
펴준다.

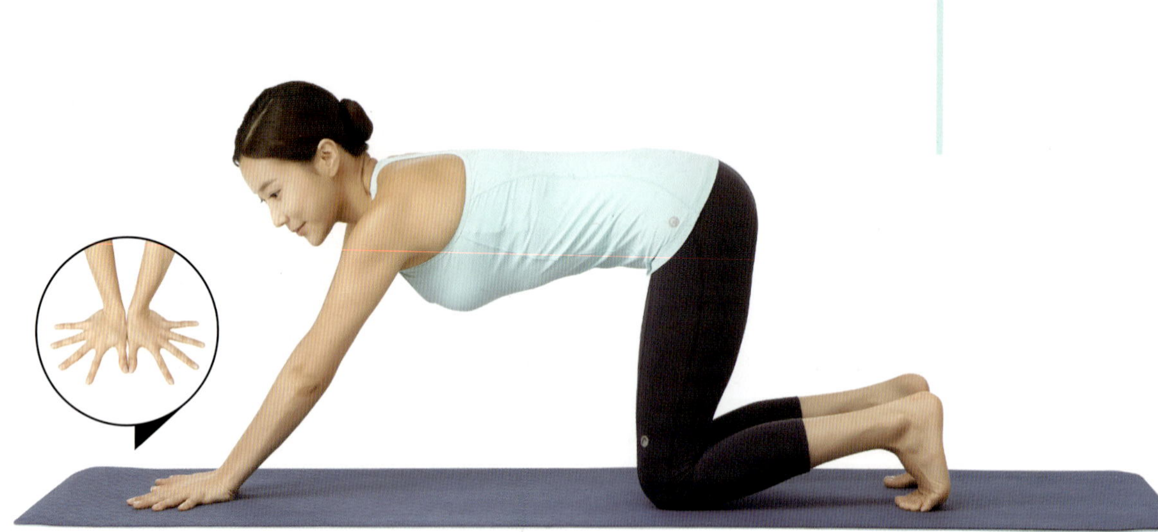

들숨 ➡ 양쪽 엄지손가락을 맞대고 날개처럼 쫙 펴 몸을 지탱할 수 있
도록 바닥에 댄 다음 무릎을 구부리고 엎드린 뒤 숨을 깊게 들이쉰다.

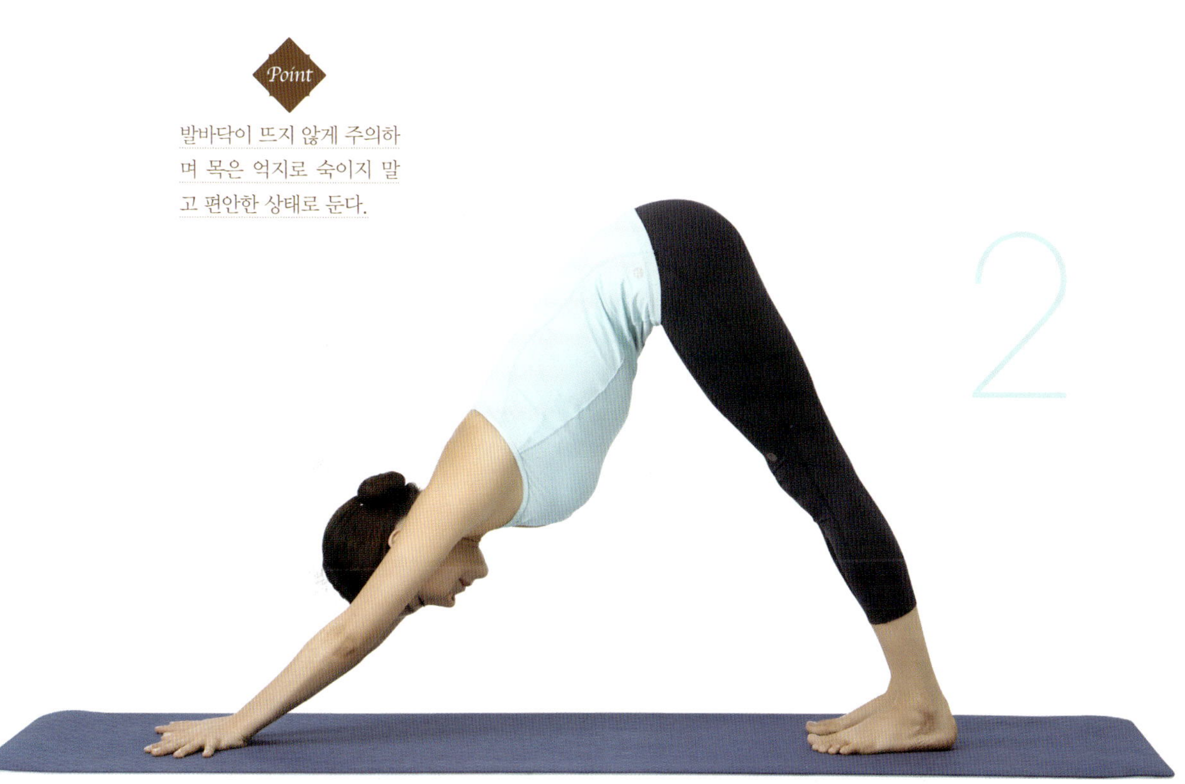

2 **날숨＋자연호흡** ➜ 숨을 내쉬면서 다리를 쭉 피고 1분간 자세를 유지
한다.

팔 앞면 라인 잡아주기

Point

새끼손가락은 손안으로 집
어넣어 양손이 균등하게 몸
을 지탱할 수 있도록 한다.

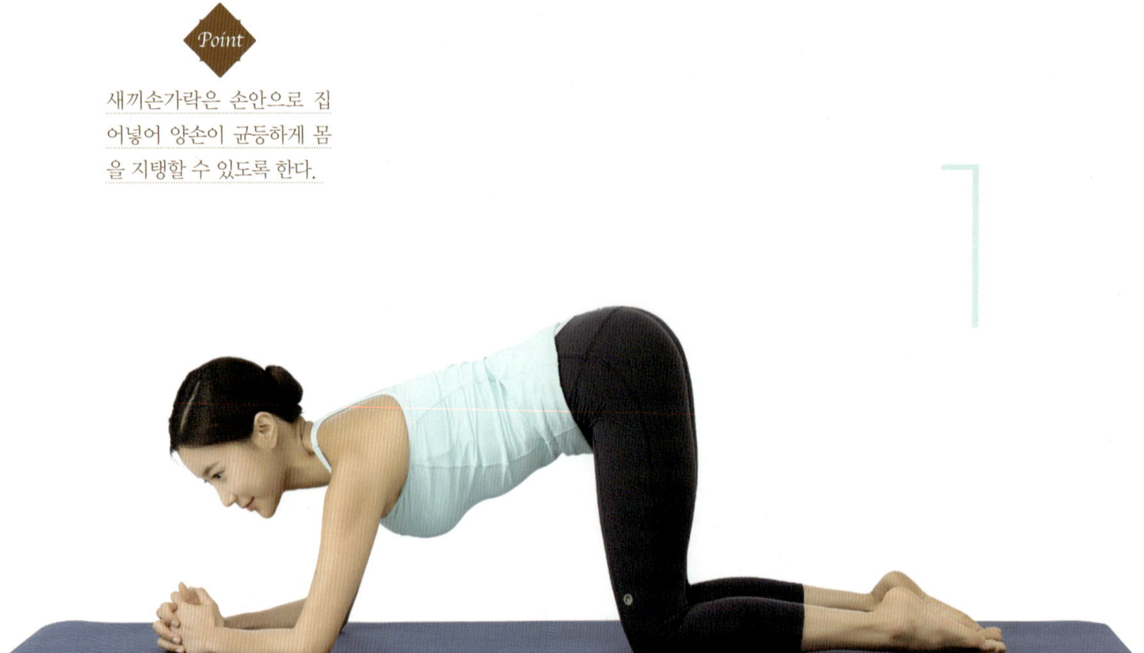

날숨 ➜ 무릎을 바닥에 대고 엎드린다. 팔은 어깨너비로 벌려서 팔
꿈치로 고정한 뒤 깍지를 끼고 내쉰다.

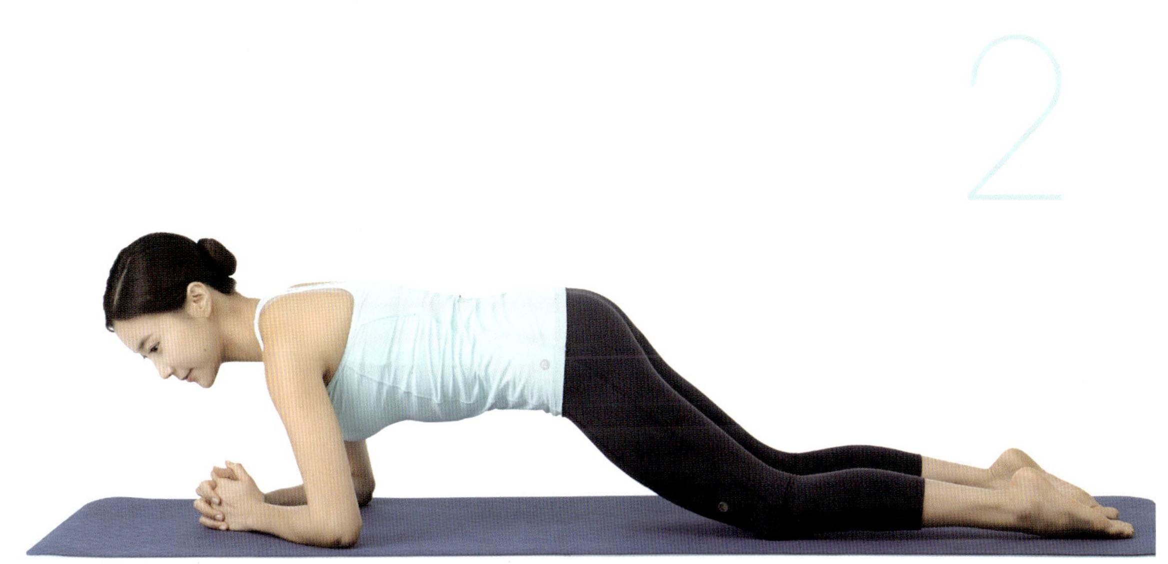

2 **들숨** → 숨을 들이쉬면서 몸의 중심을 앞으로 이동한다. 1~2를
1분간 반복해서 실시한다.

손목 가늘게 만들기

컴퓨터나 스마트폰 등의 사용으로 손목은 알게 모르게 혹사당합니다. 여성들의 경우 손목에 고여 있는 림프액 순환이 좋지 않으면 손이 잘 붓기도 하고 팔에 피로가 쌓이며 나중에는 팔의 근력까지 떨어지게 됩니다. 그러므로 손목과 연결된 팔꿈치 아래 부위를 자극해 손목의 피로를 자주 풀어주는 것이 좋습니다. 이 부위를 자극하면 손목이 건강해지면서 가늘어지는 것은 물론 팔 전체가 시원해지는 걸 느낄 수 있습니다.

손목의 피로 풀어주기

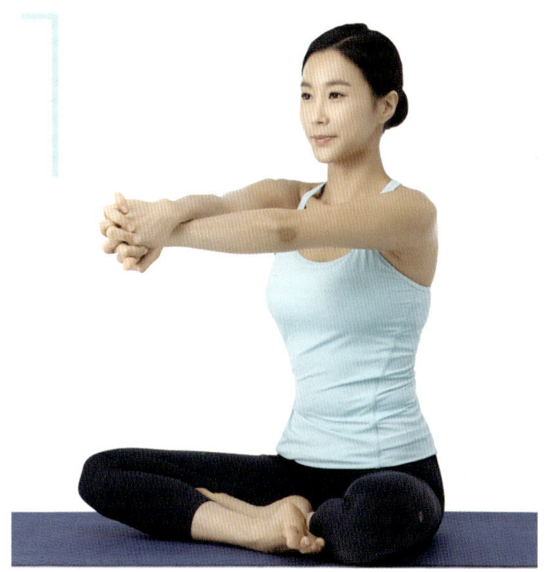

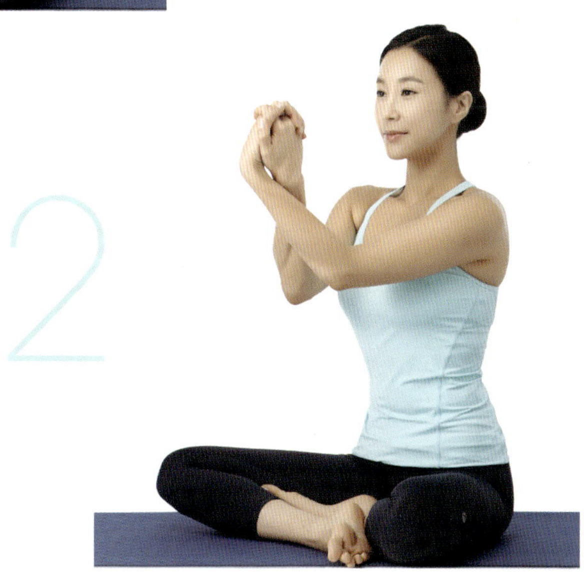

1 **자연호흡** ➜ 편안한 자세로 앉아서 손등을 마주 보게 한 뒤 양팔을 교차시켜 깍지를 낀다.

2 **자연호흡** ➜ 팔을 몸 안쪽으로 돌려 바깥쪽으로 쭉 뻗어 30초간 자세를 유지한다. 팔을 바꿔 반대쪽도 30초간 유지한다.

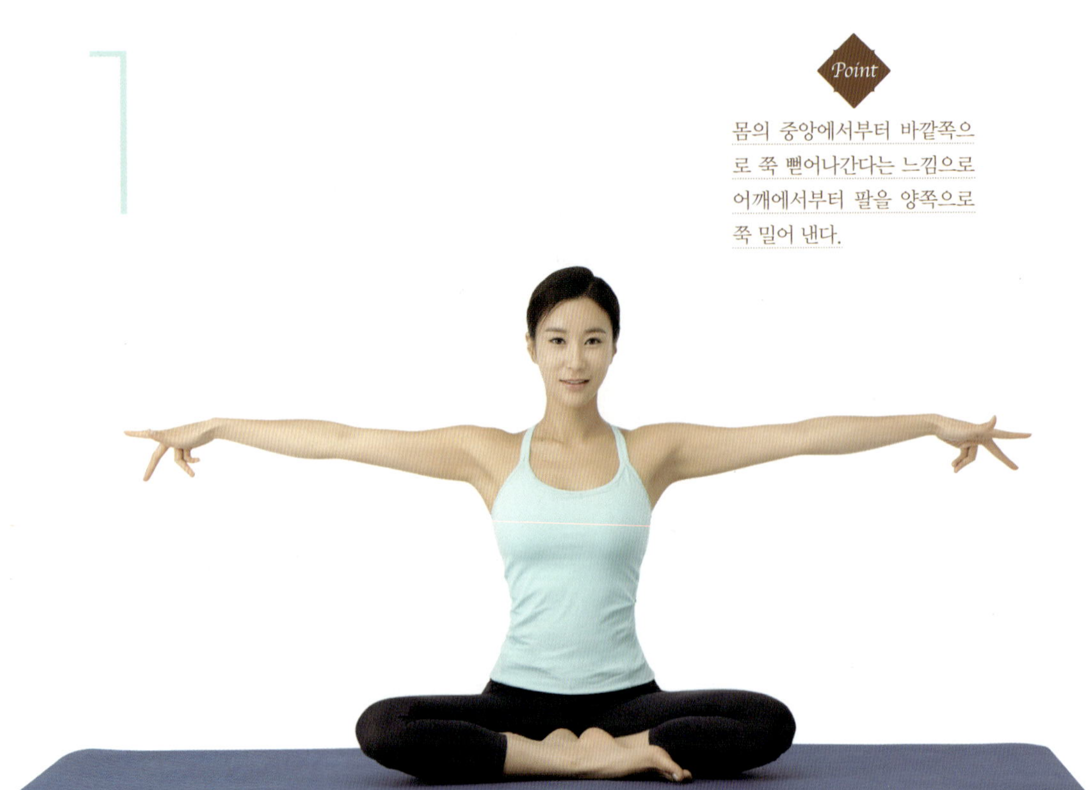

자연호흡 ➡ 팔을 양쪽으로 쭉 뻗어 새끼손가락부터 엄지손가락까지
천천히 하나씩 차례대로 정성껏 말아쥔다.

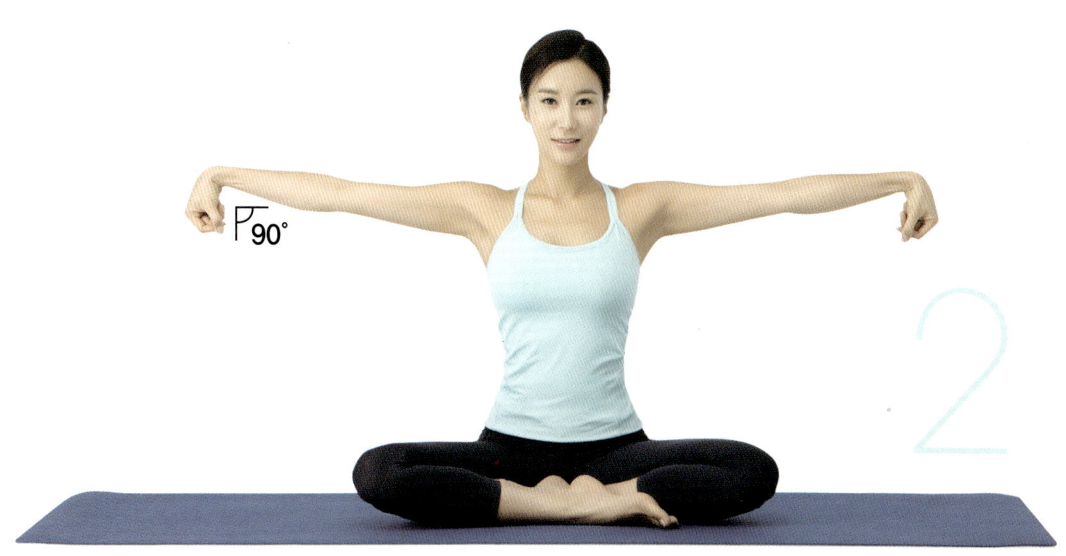

2

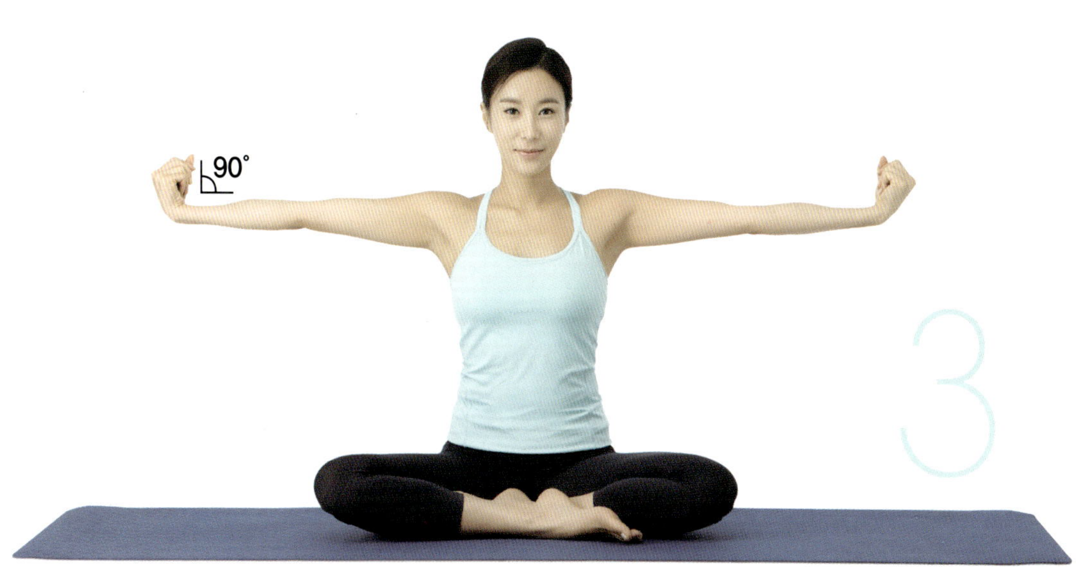

3

2 들숨 ➜ 숨을 들이쉬며 천천히 손목을 90°로 꺾는다.

3 날숨 ➜ 손목을 틀어 주먹이 위로 향하도록 한 뒤, 숨을 내쉬며 손과 팔에 힘을 풀어 떨어뜨린다. 1~3을 1분간 반복해서 실시한다.

팔 근육 스트레칭으로 팔뚝 얇게 만들기

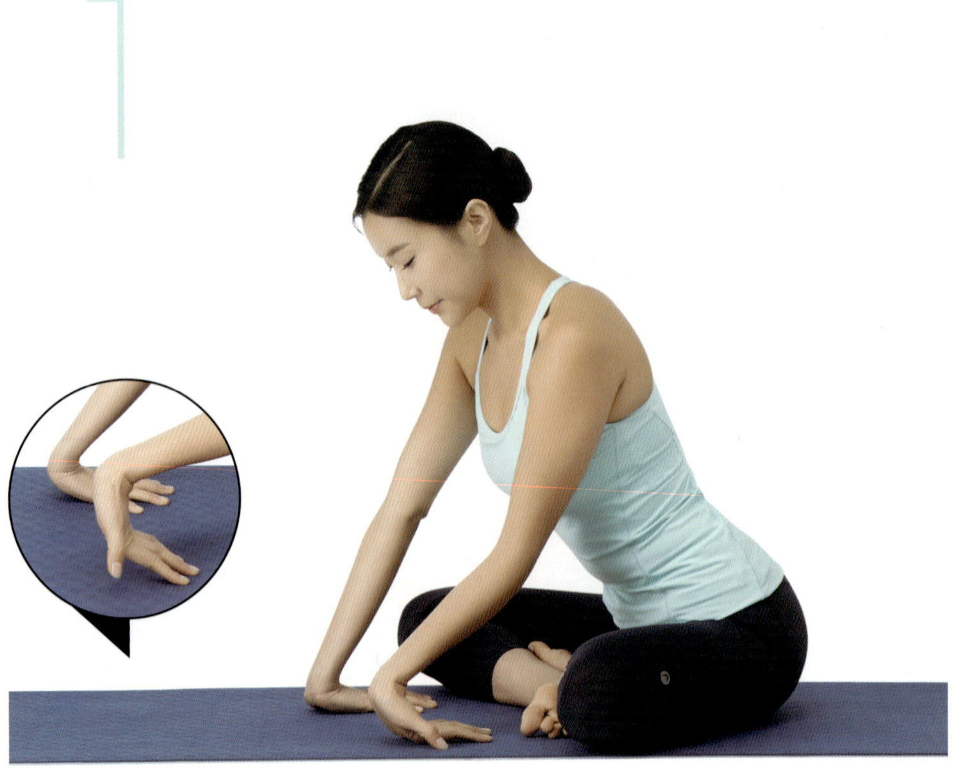

자연호흡 ➡ 편안하게 앉은 자세에서 양팔을 꺾어 한쪽은 손끝이, 반
대쪽은 손바닥이 땅에 닿게 한다.

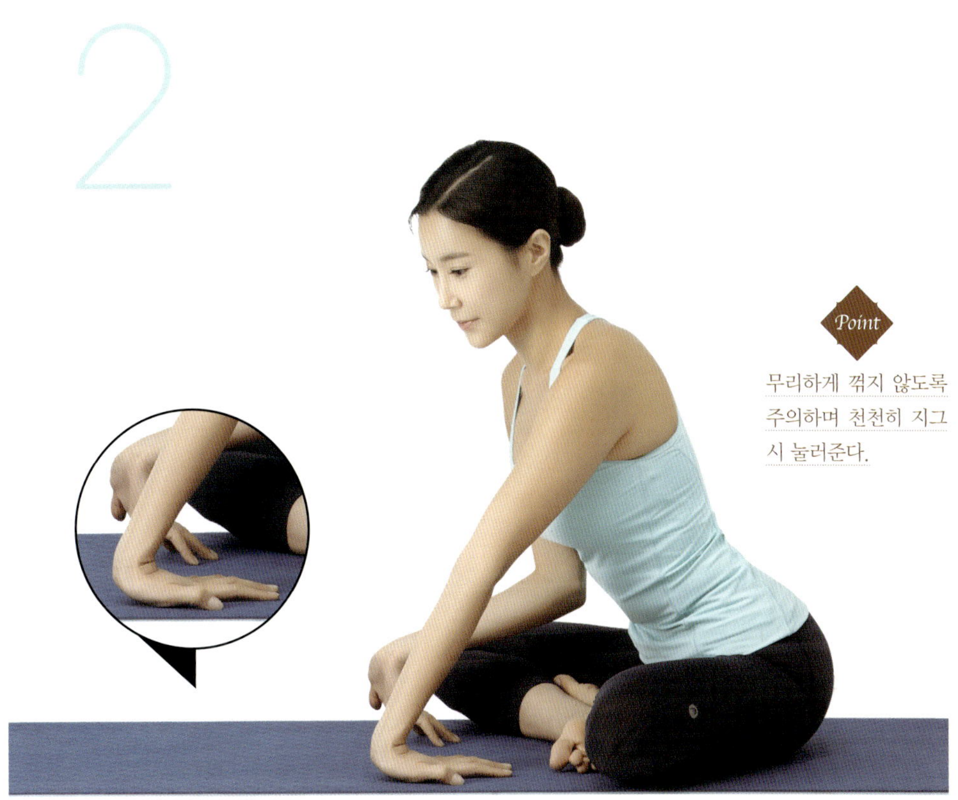

2 **자연호흡** ➜ 양손을 교대로 가볍게 누르며 짧게 호흡하고 숨을 내쉴
때 손바닥이 땅에 닿게 하며 1분간 실시한다.

Beauty Tip

03

가냘픈 팔을 가지고 싶다면 장부터 비우세요!

가늘고 긴 팔은 여자의 워너비죠. 그런데 말랐으면서도 유독 팔 위쪽만 불룩하게 튀어나온 사람이 있습니다. 팔뚝은 다른 곳에 비해 대사량이 적고 일상생활을 할 때 잘 사용하지 않는 부위이긴 하지만, 그래도 다른 부위에 비해 심하게 팔뚝만 살이 쪘다면 장 건강을 의심해볼 수 있어요. 팔의 상부는 대장과 연결되어 있습니다. 그래서 장 건강이 나쁘면 어깨 아래쪽과 팔 바깥 부분이 불룩하게 살이 찝니다. 다시 말해 장을 건강하게 하면 팔뚝도 가늘어진다는 거죠. 장이 건강하지 않으면 장의 활동성이 떨어지고, 장의 운동성이 떨어지면 변비에 걸리게 됩니다. 결론적으로 변비만 해결해도 대장 건강은 어느 정도 회복할 수 있습니다. 대장 건강을 위해서는 대장 운동을 촉진시킬 수 있도록 식이섬유가 풍부한 과일이나 채소, 해조류를 골고루 먹는 것이 좋습니다. 대장에 특히 좋은 음식으로는 버섯을 꼽는데요, 그중에서도 저는 느타리버섯을 추천합니다. 느타리버섯은 가격도 저렴한 데다 사시사철 구할 수 있으며, 식이섬유가 많고, 대장 내에서 지방 흡수를 방해하는 효소가 들어 있어 비만을 예방하는 놀라운 재료거든요. 여기에 제 시카만의 건강 레시피, '느타리버섯김쌈'을 소개할게요. 다이어트 중이라면 아침, 저녁 식사로 이 느타리버섯김쌈을 먹고, 점심에는 보통 식사를 하세요. 다이어트는 필요 없지만, 장 활동이 원활하지 않은 사람이라면 이 느타리버섯김쌈을 식사 때마다 애피타이저처럼 5개 정도씩 먹어주세요. 변비 해소는 물론 가냘픈 팔을 만들 수 있을 거예요.

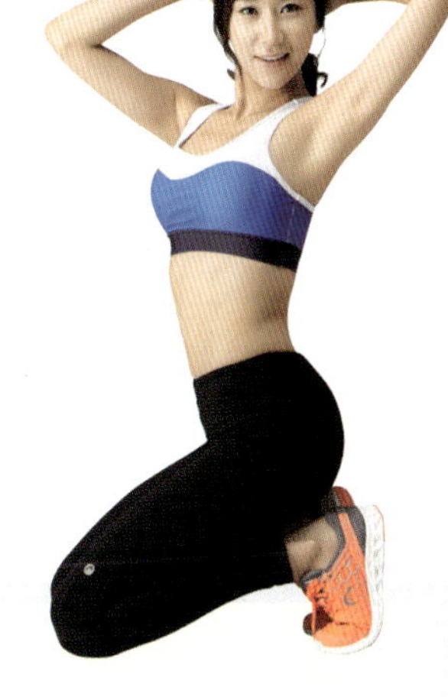

변비 해소하는 느타리버섯김쌈

재료
느타리버섯 1봉지, 두부 혹은 데친 양배추, 소금이나 참기름을 바르지 않은 김 혹은 물다시마 약간

만드는 법

1 느타리버섯은 흐르는 물에 깨끗이 씻는다.
두부나 데친 양배추는 먹기 좋은 크기로 썰어둔다.

2 느타리버섯은 살짝 데쳐 찬물에 씻은 후 꼭 짜 물기를 없앤다.

3 소금이나 참기름을 바르지 않은 김(또는 물다시마)에 느타리버섯과 두부 혹은 양배추 데친 것을 올려 쌈을 싼다.

4 짜지 않게 초간장에 살짝 찍어 먹는다. 아삭한 식감이 입맛을 돋운다.

Beauty Tip

04

몸의 피로를 풀어주는 간단 팔 마사지

몸은 알면 알수록 정말 신기합니다. 육식을 하는 서양인
과 채식 위주로 식사하는 동양인의 장의 길이가 다르
다거나 지구를 두 바퀴 반이나 돌 수 있는 혈관의 길
이, 특정 감각을 잃으면 다른 감각이 발달하는 등 인체
의 신비는 끝이 없어요. 수많은 인체의 신비 중 또 하나가
몸의 부위는 서로 연결되어 있다는 점이에요. '제2의 심장'
이라 불리는 발바닥에는 몸과 연결된 여러 혈이 모여
있고, 입술은 비장과, 귀는 척추와 연결되어 있어 특
정 부위와 전혀 상관없는 곳만 보고도 상대의 건강을
알 수 있습니다. 팔은 어깨와 연결되어 있어 팔을 마사지
하면 어깨 결림이 해소됩니다. 어깨가 경직되어 있을 때
팔을 마사지하면 훨씬 더 몸이 가벼워지는 것을 느낄 수
있을 거예요. 큰 동작을 하기 무리라면 이곳을 자주 마사
지해 풀어주는 것도 좋습니다.

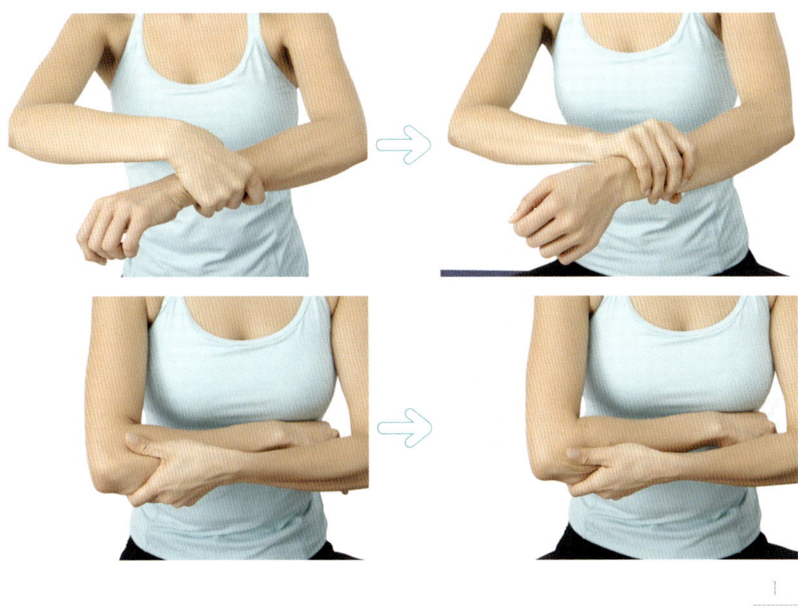

피로를 풀어주는 간단 팔 마사지

1 손목과 손목 윗부분을 잡고 비틀어준다. 팔을 바꿔 반대쪽도 실시한다. 습관적으로 만져주면 팔의 피로를 풀어 줄 뿐만 아니라 손목을 가늘게 하고 부기를 빼는 데 좋다.

2 팔을 구부리면 팔꿈치 바로 앞 쪽 팔 부위에 움푹 파인 부분이 있다. 반대쪽 엄지손가락으로 이 부위를 마사지한다. 팔을 바꿔 반대쪽도 같은 방식으로 한다. 어깨 결림 해소에 도움이 된다.

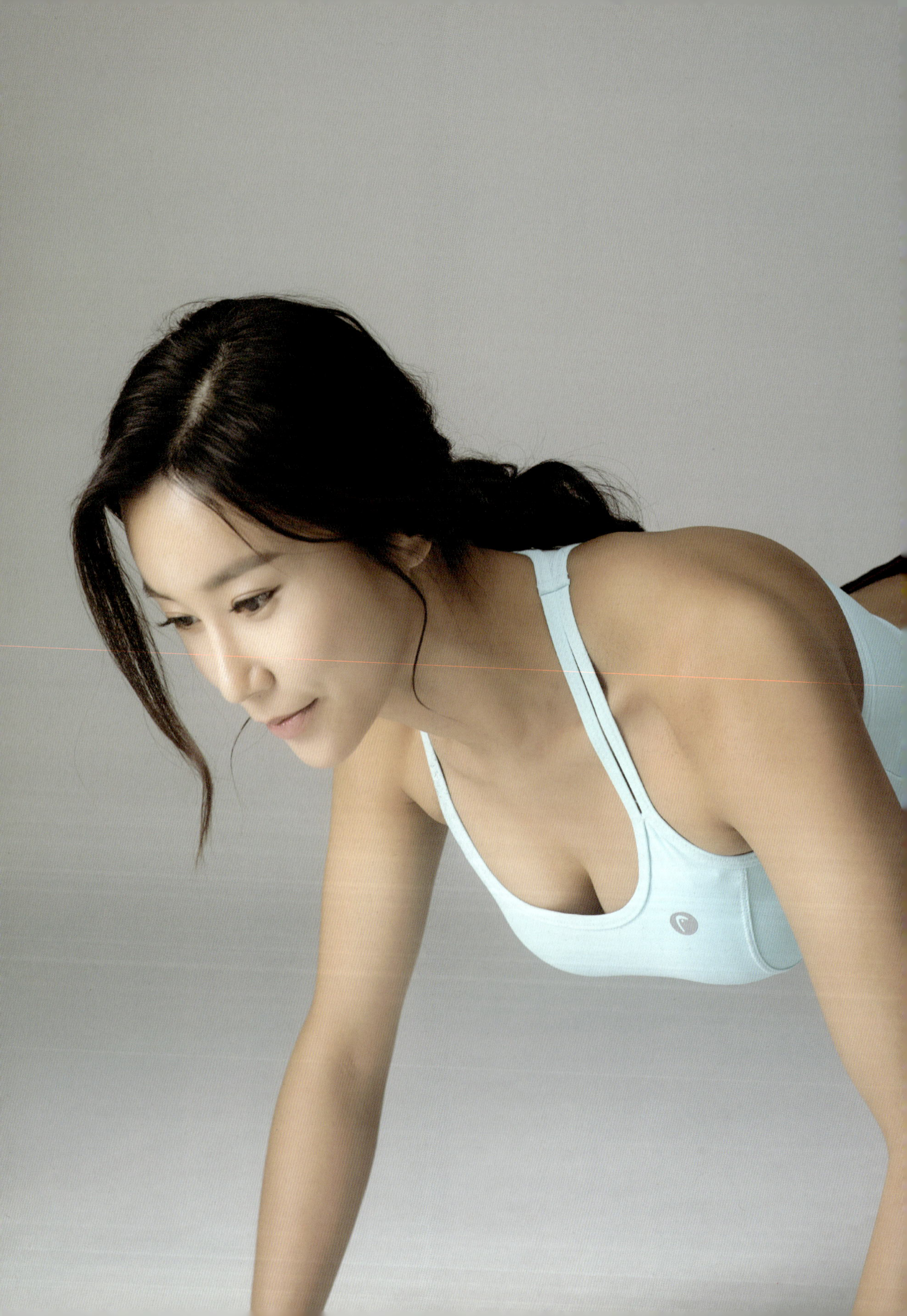

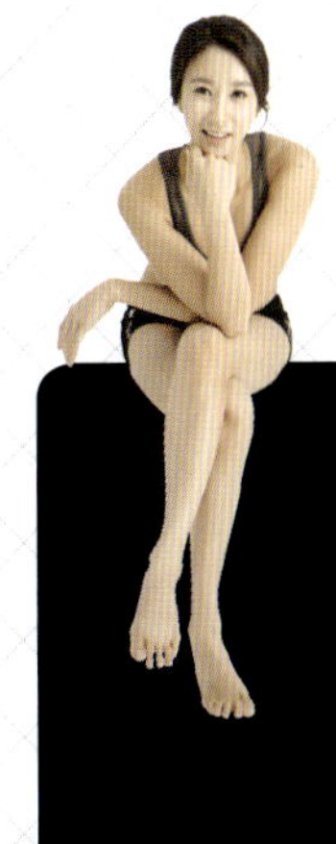

chapter 4

예쁜 가슴을 가지려면 자세부터 바꿔라

처진 가슴 올리기

작아도 예쁜 가슴을 원한다면 자세부터 바르게 해야 합니다. 어깨 균형이 맞지 않으면 가슴이 짝짝이가 되거나 가슴 모양이 흐트러지기 때문이에요. 가슴은 팔과 어깨 근육과 연결되어 있습니다. 그래서 운동을 했을 때 잘 되지 않는 쪽 팔 운동에 좀 더 시간을 할애하고, 호흡도 좀 더 깊게 하는 것이 좋습니다. 가슴과 이어져 있는 겨드랑이와 어깨, 흉부 근육이 사용되는 것을 충분히 느끼면서 운동하도록 합니다.

가슴 근육 강화하기

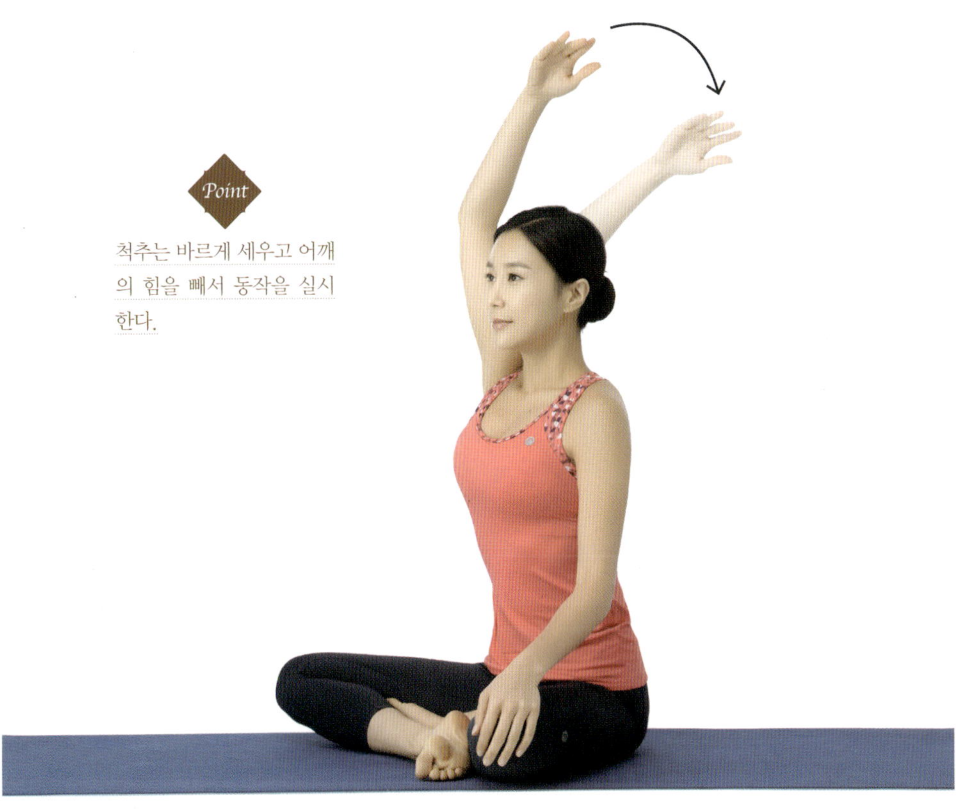

1 **들숨** ➡ 오른쪽 팔을 들어 올려 팔꿈치를 살짝 접고 숨을 깊게 들이쉰다.

2 **날숨** ➡ 숨을 내쉬면서 팔을 멀리 보낸다는 느낌으로 머리 뒤로 넘긴다. 1~2를 1분간 반복해서 실시한다. 팔을 바꿔 반대쪽도 실시한다.

가슴 모아주기

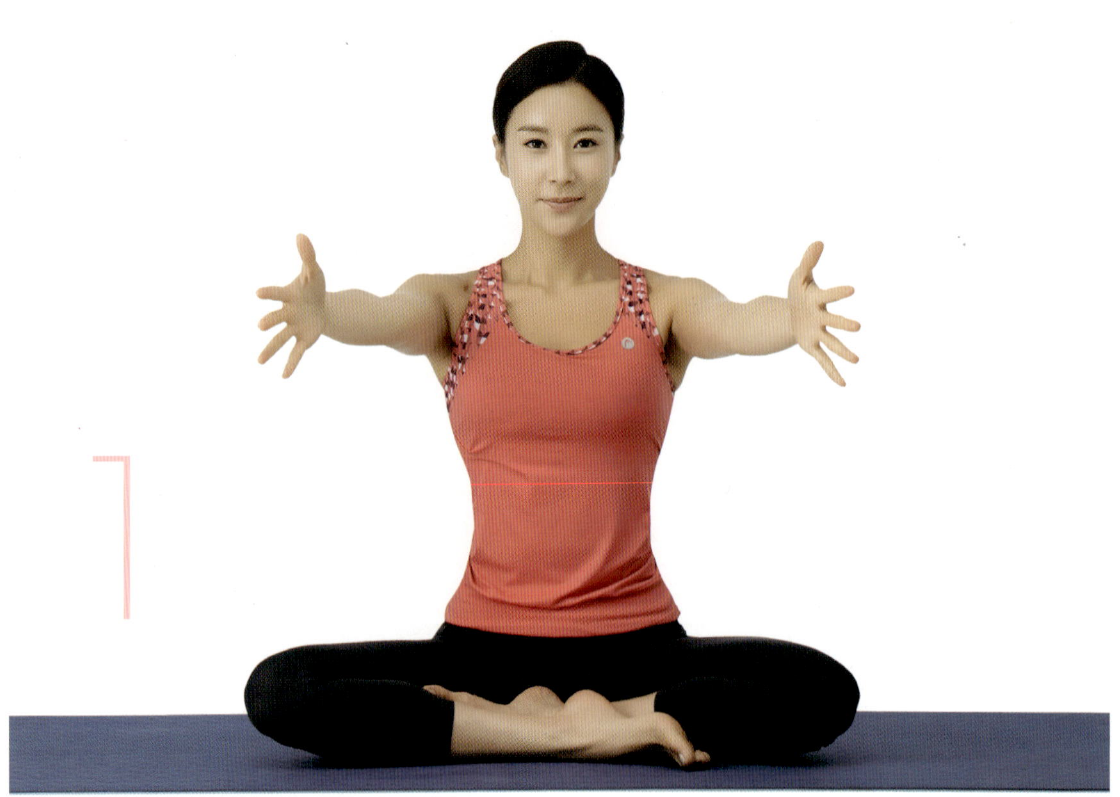

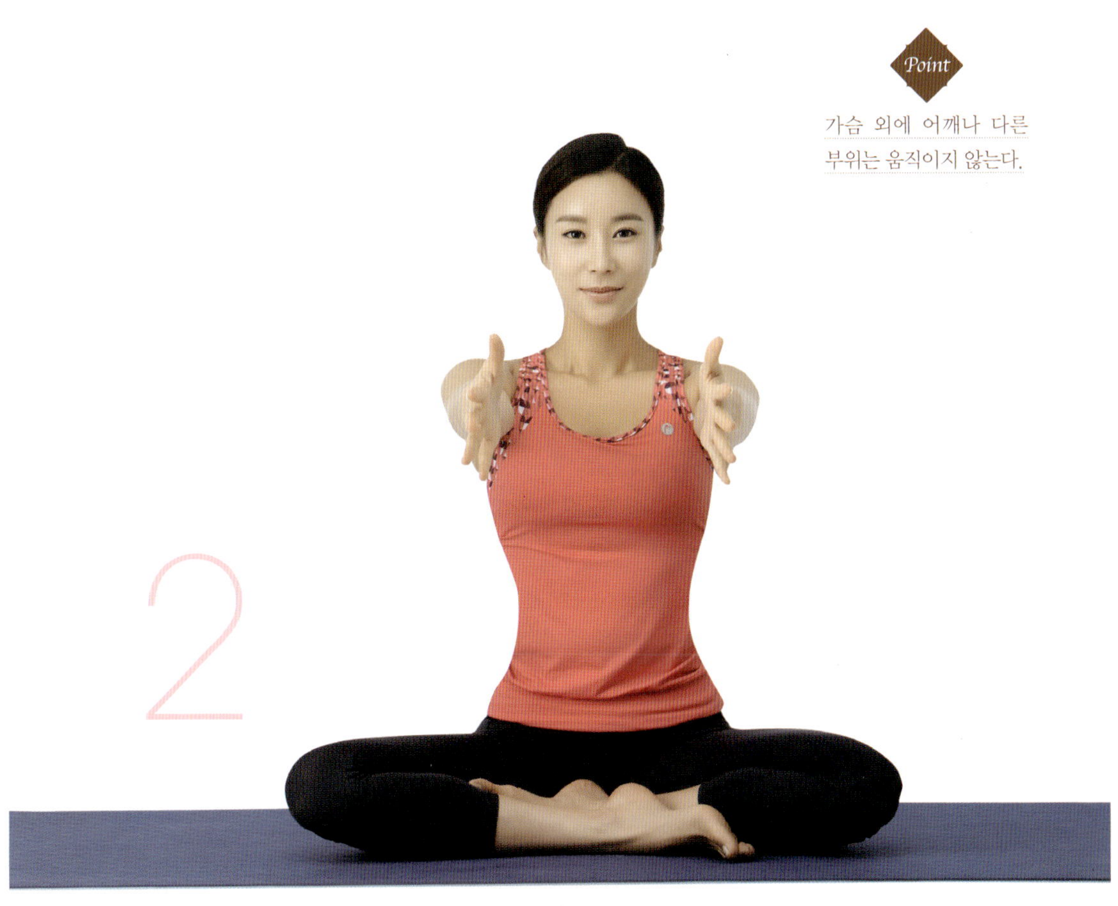

2 **날숨＋자연호흡** ➜ 팔을 가슴 중앙으로 모으며 호흡은 훅, 훅,
빠르고 짧게 내쉰다. 1~2를 1분간 반복해서 실시한다.

처진 가슴 끌어올리기

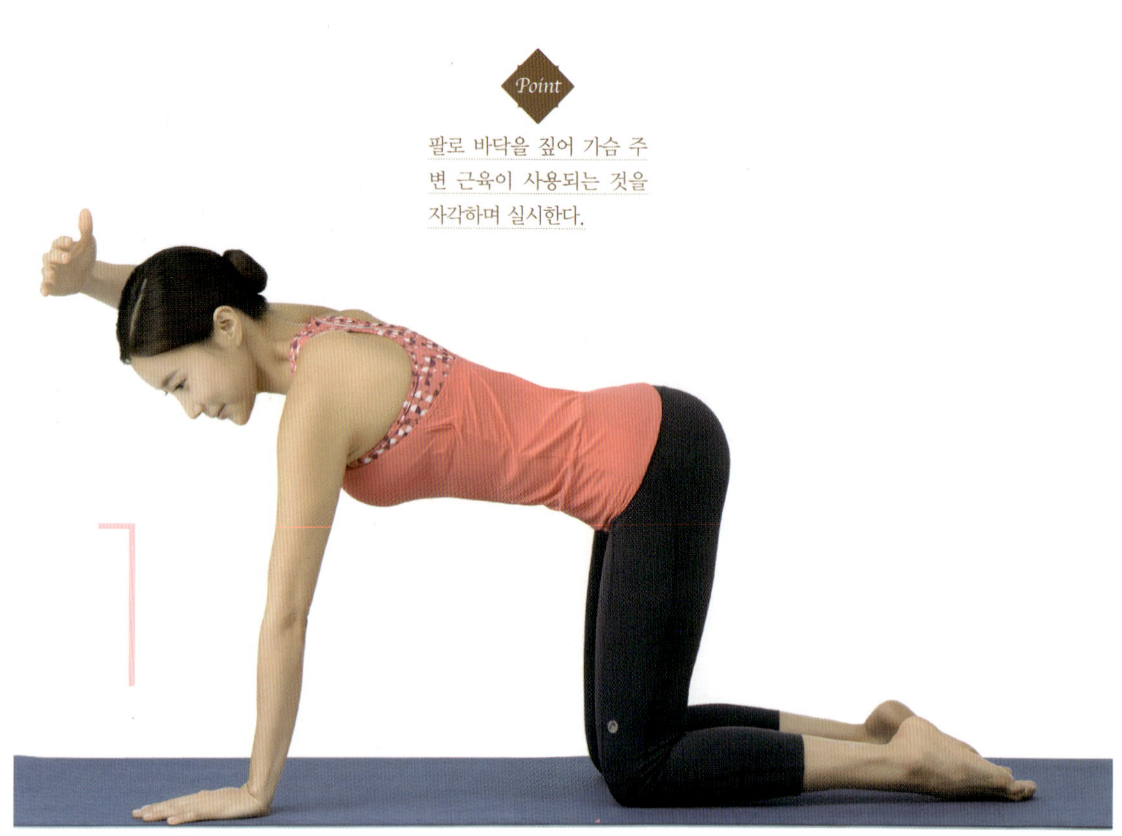

들숨 ➡ 바닥에 무릎을 대고 엎드려 팔을 어깨너비로 벌려 손바닥으
로 땅을 짚은 뒤 오른쪽 팔을 살짝 구부려 머리 위로 들며 숨을 들이
쉰다.

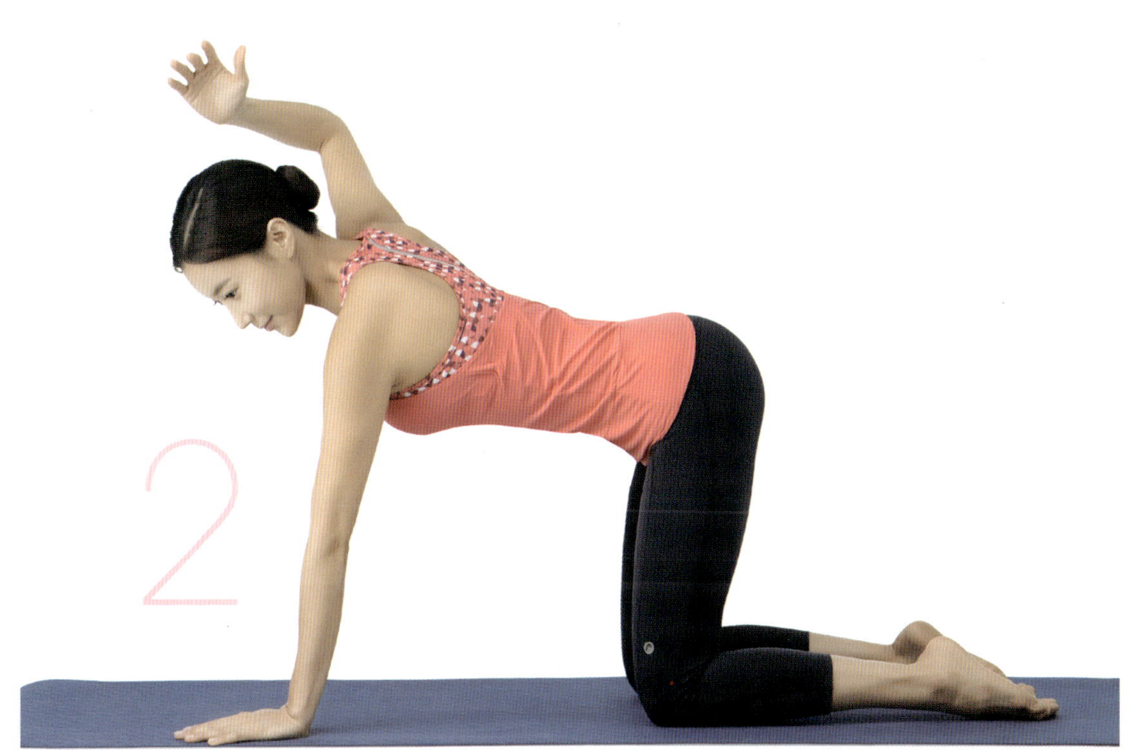

2 **날숨** ➜ 숨을 내쉬면서 팔을 멀리 보낸다는 느낌으로 머리 뒤로 넘기고, 1~2를 1분간 반복한다. 팔을 바꿔 반대쪽도 실시한다.

작은 가슴 예쁘게 만들기

남자든 여자든 예쁜 가슴을 만드는 원리는 같습니다. 가슴 위쪽의 흉근과 겨드랑이 쪽 근육을 발달시켜 가슴을 확실히 잡아주면 유두가 올라가면서 균형이 잡힙니다. 작은 가슴을 풍만하게 만들 수는 없지만, 가슴 위쪽과 겨드랑이 쪽의 근육을 충분히 발달시키면 작아도 탄력 있는 예쁜 가슴을 만들 수 있습니다.

흉근 강화로 풍만한 가슴 만들기

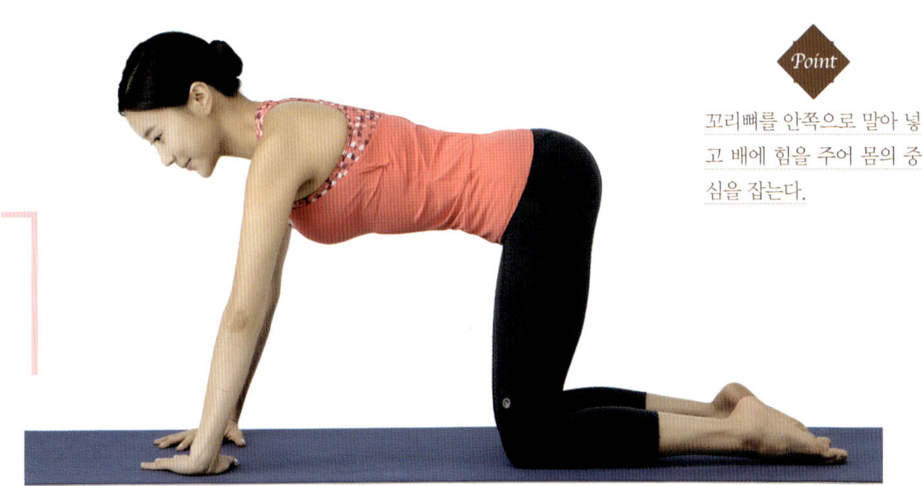

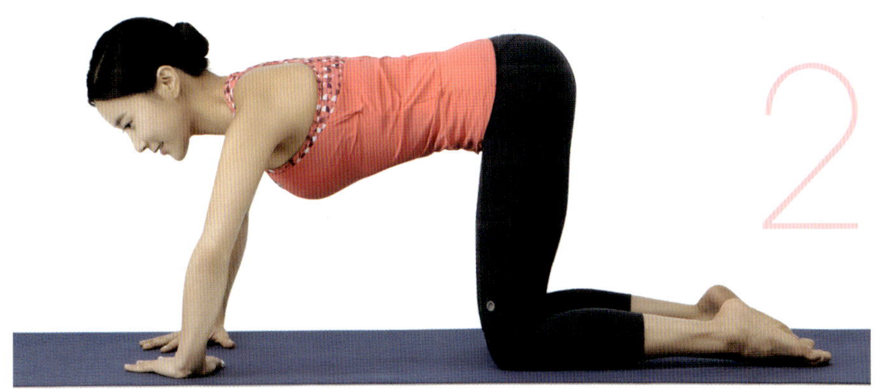

1 **들숨** ➡ 무릎을 바닥에 대고 엎드린다. 팔은 어깨너비로 벌리고 양쪽 손끝이 서로 마주 보도록 하여 바닥을 짚고 **숨**을 깊게 들이쉰다.

2 **날숨＋자연호흡** ➡ 숨을 내쉬면서 팔을 가볍게 구부린다. 숨을 들이쉬면서 1번 자세로 돌아오고 1~2를 천천히 1분간 반복해서 실시한다.

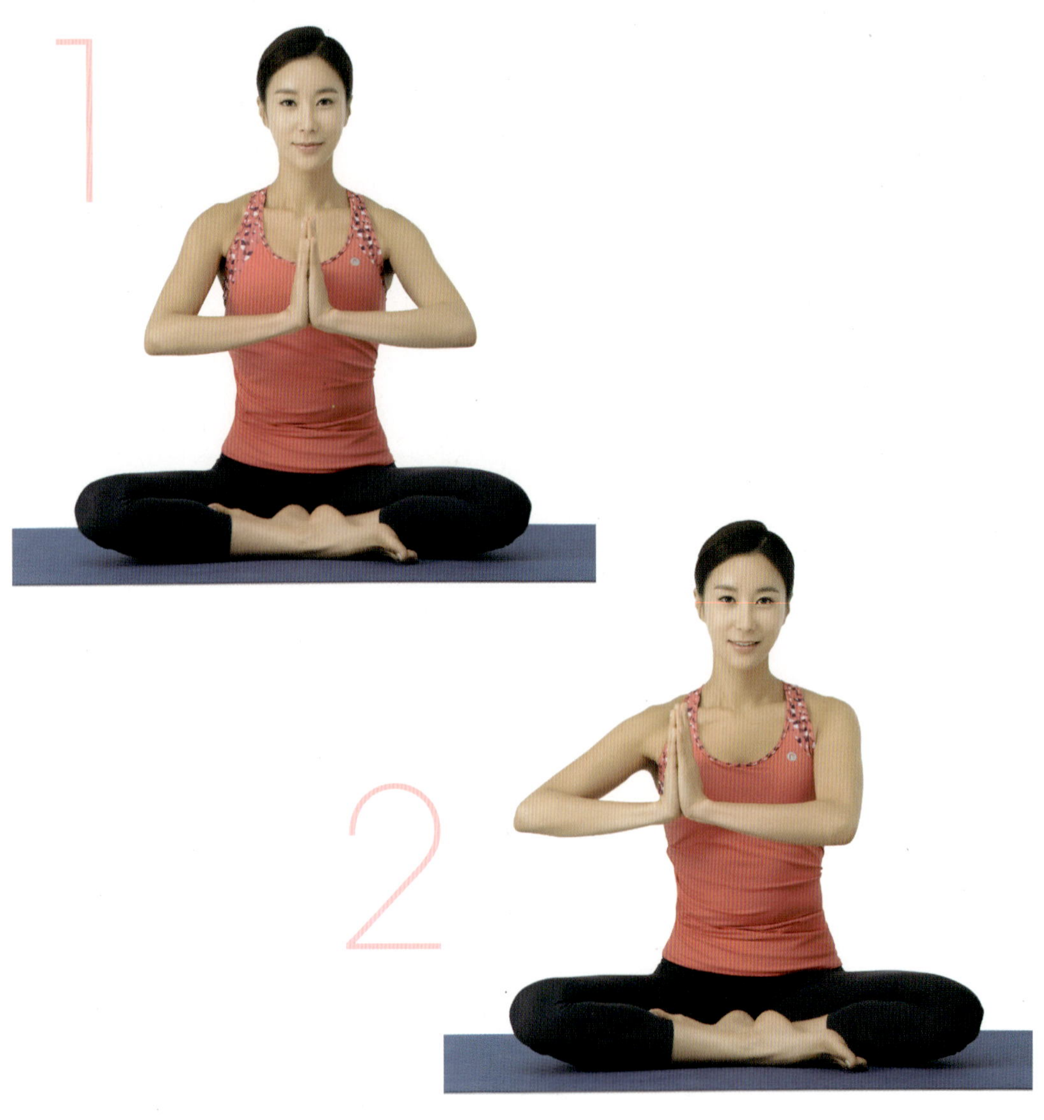

1 **자연호흡** ➜ 자리에 앉아 양 손바닥을 가슴 중앙에서 모아 서로 민다.

2 **자연호흡** ➜ 팔을 오른쪽으로 밀어 더 이상 팔이 밀어지지 않는 지점에서 멈춘다.

3

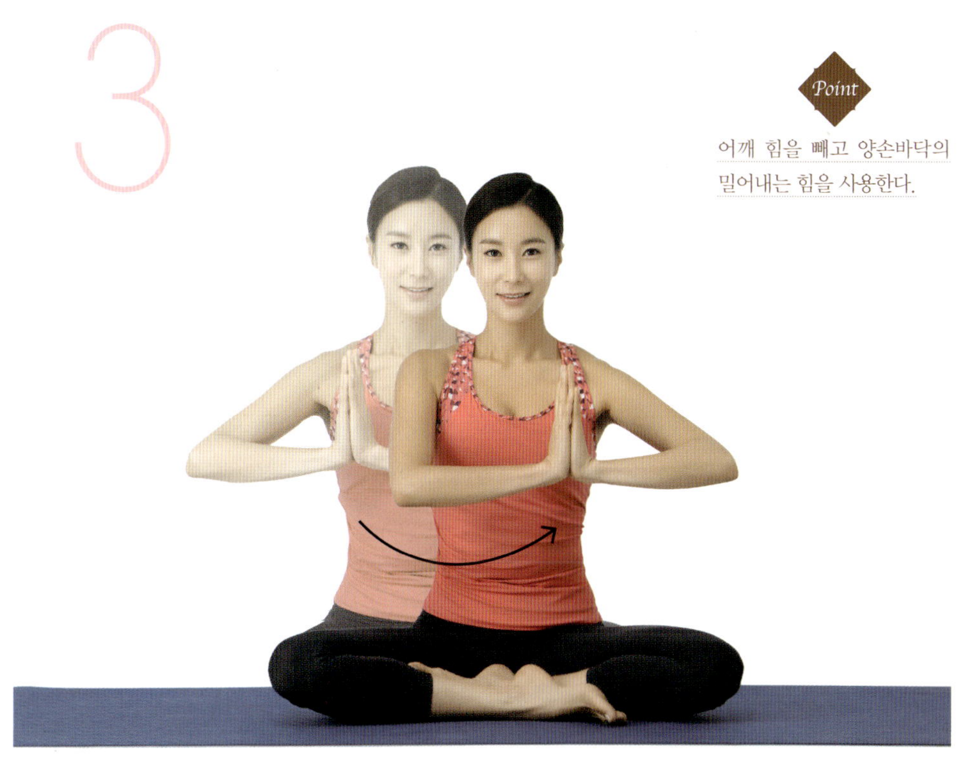

3 **자연호흡** ➡ 반원 그리듯 아래로 움직여 손을 오른쪽에서 왼쪽으로, 왼쪽에서 다시 오른쪽 가슴으로 이동한다. 1분간 반복해서 실시한 뒤 숨을 들이쉬고, 1번 자세로 돌아가 반대쪽도 실시한다.

Beauty Tip 05

아름다운 가슴을 만드는 식생활의 비밀

"살을 빼면 가슴이 제일 먼저 작아져서 살 빼는 것도 두려워"라고 말하는 여성들이 많습니다. 하지만 적절한 음식을 섭취하면 아름다운 가슴을 유지하면서 다이어트를 할 수 있습니다. 몸을 만들 때 근육량을 늘리면서 모양을 잡기 위해 닭가슴살을 먹는 것처럼 근육을 아름답게 만드는 먹거리는 따로 있습니다. 가슴에는 지방조직으로 이루어진 유선이 발달해 있습니다. 이 지방조직의 크기에 따라 가슴의 모양과 크기가 달라집니다. 가슴도 지방조직이기 때문에 모양을 아름답게 유지하기 위해서는 고단백질의 음식을 섭취하면서 운동을 병행해야 합니다. 여성 호르몬의 작용을 활발하게 하려면 아미노산 밸런스가 좋은 '완전 단백질'을 충분히 섭취해야 하는데, 완전 단백질은 치즈, 우유 등의 카세인, 육류의 미오신, 콩의 글리시닌, 달걀의 오브알부민 등에 많이 들어 있습니다. 문제는 대부분이 동물성 단백질이라 콜레스테롤과 포화지방산 함유율이 높다는 점입니다. 여기서 찾게 된 대안이 바로 대두입니다. 대두는 에스트로겐을 만드는 물질이 많이 함유된 최고의 호르몬 식품으로, 대두를 갈아 만든 두부는 가슴에 100% 흡수될 수 있는 영양소를 지닌 최고의 식재료입니다. 매끼 두부를 충분히 먹으면서 단백질 흡수를 도와주는 비타민, 미네랄, 칼슘을 균형 있게 섭취하면 봉긋하고 예쁜 가슴을 만들 수 있습니다.

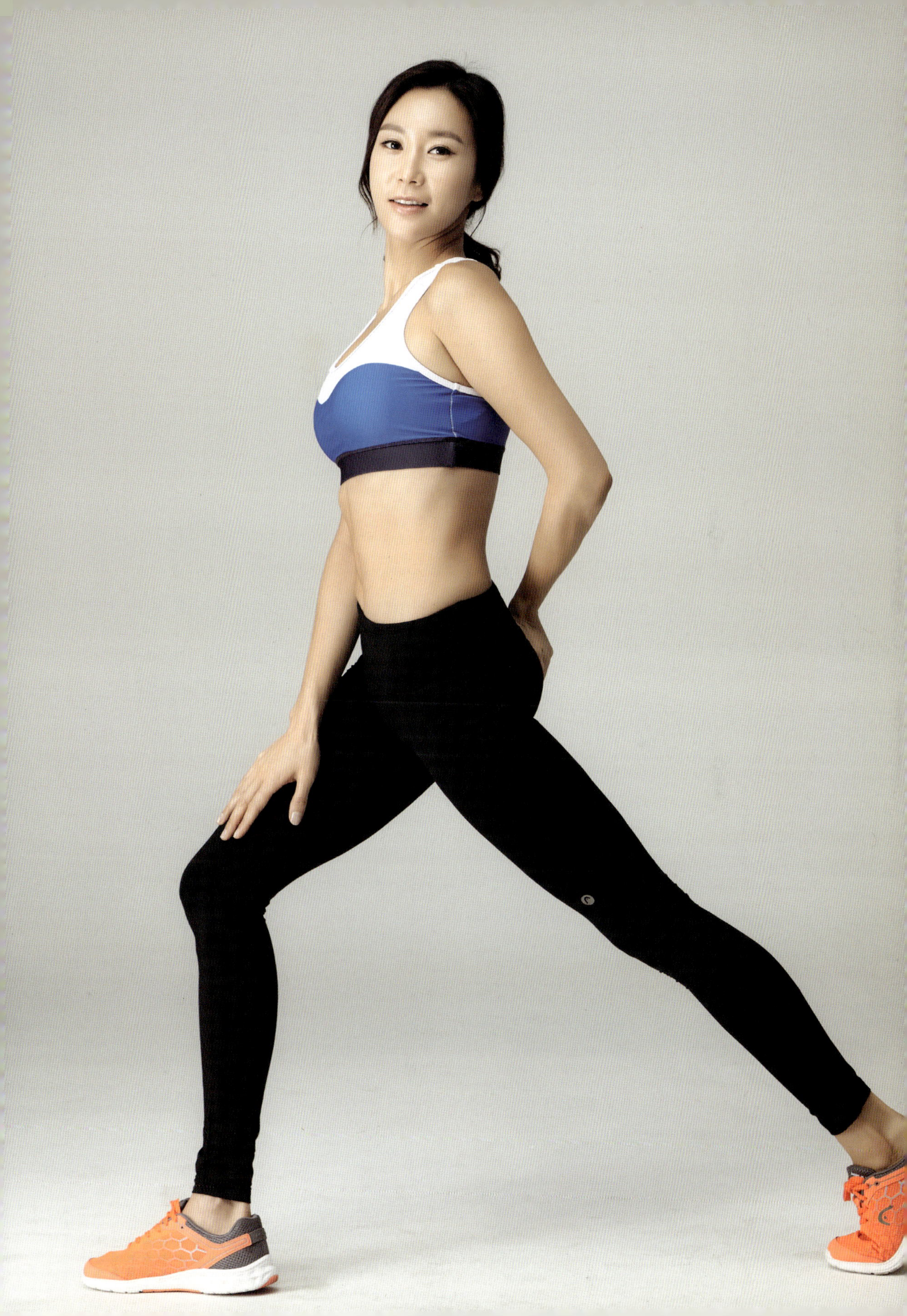

Beauty Tip

06

겨드랑이 군살 제거하기

겨드랑이 군살은 나이 든 사람뿐만 아니라 20~30대 여
성에게서도 종종 볼 수 있습니다. 겨드랑이에 군살이 붙
으면 브래지어를 하거나 슬리브리스 옷을 입었을 때 겨
드랑이 군살이 두드려져 보여 스스로 민망할 정도입니다.
노출의 계절인 여름이 아니면 굳이 신경 쓰지 않고 방치해
두기 쉽지만, 겨드랑이는 아름다운 몸매를 위해 무척 중요한
부위입니다. 겨드랑이는 림프절이 집중적으로 모여 있는 곳
으로 노폐물이 쌓이는 곳입니다. 그래서 겨드랑이를 '쓰레
기 하수구 처리장'이라고 부르기도 합니다. 이곳의 노폐물
이 제대로 빠져나가지 못하면 림프액 순환이 제대로 이루
어지지 못해 몸이 피곤하며, 군살이 붙고 살이 처지게 됩니
다. 그러므로 이곳은 항상 신경을 쓰고 지속적으로 자극해주
어야 합니다. 겨드랑이를 마사지하면 혈액순환이 촉진되고,
몸에 있는 독소가 배출되어 겨드랑이뿐만 아니라 몸 전체의
부기를 제거하고 피부톤까지 맑아집니다. 처음에는 자극이
강할 수 있지만, 계속 하다 보면 몸이 풀리면서 몸 전체가
시원해지는 것을 느낄 수 있을 것입니다.

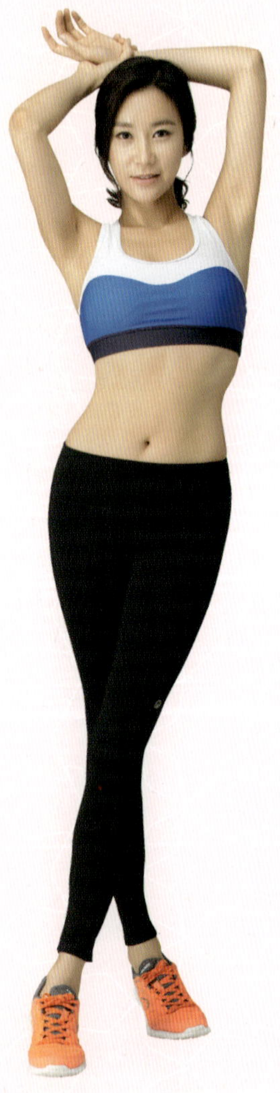

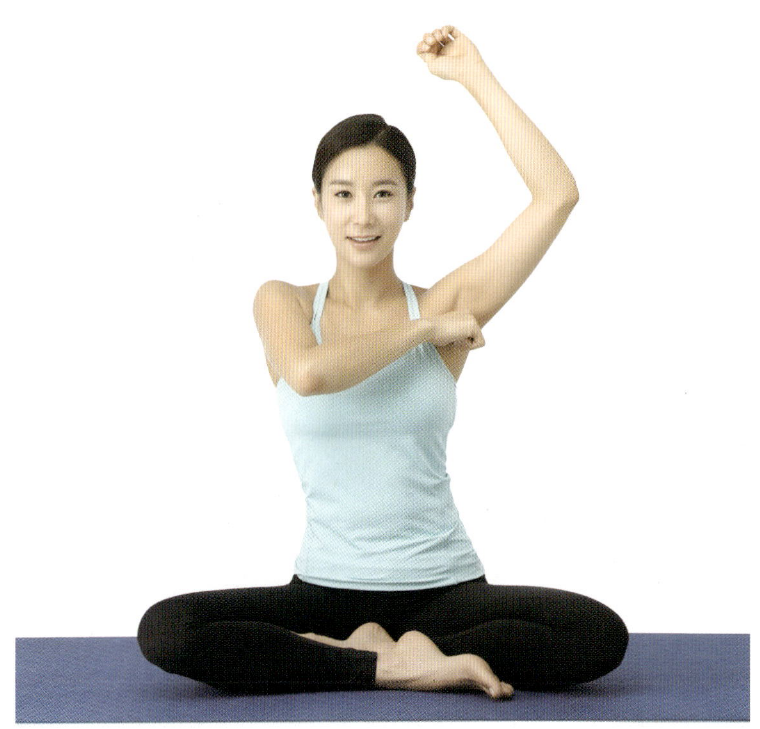

몸속 노폐물을 제거하는 겨드랑이 자극법

편안한 자세로 앉아 한쪽 팔을 머리 위로 들고, 다른 팔로 겨드랑이를 50회 이상 두드린다. 팔을 바꿔 반대쪽도 실시한다. 수시로 겨드랑이 주변을 두드리거나 주물러주면, 몸의 독소가 빠져 겨드랑이 군살을 제거하는 데 도움이 된다.

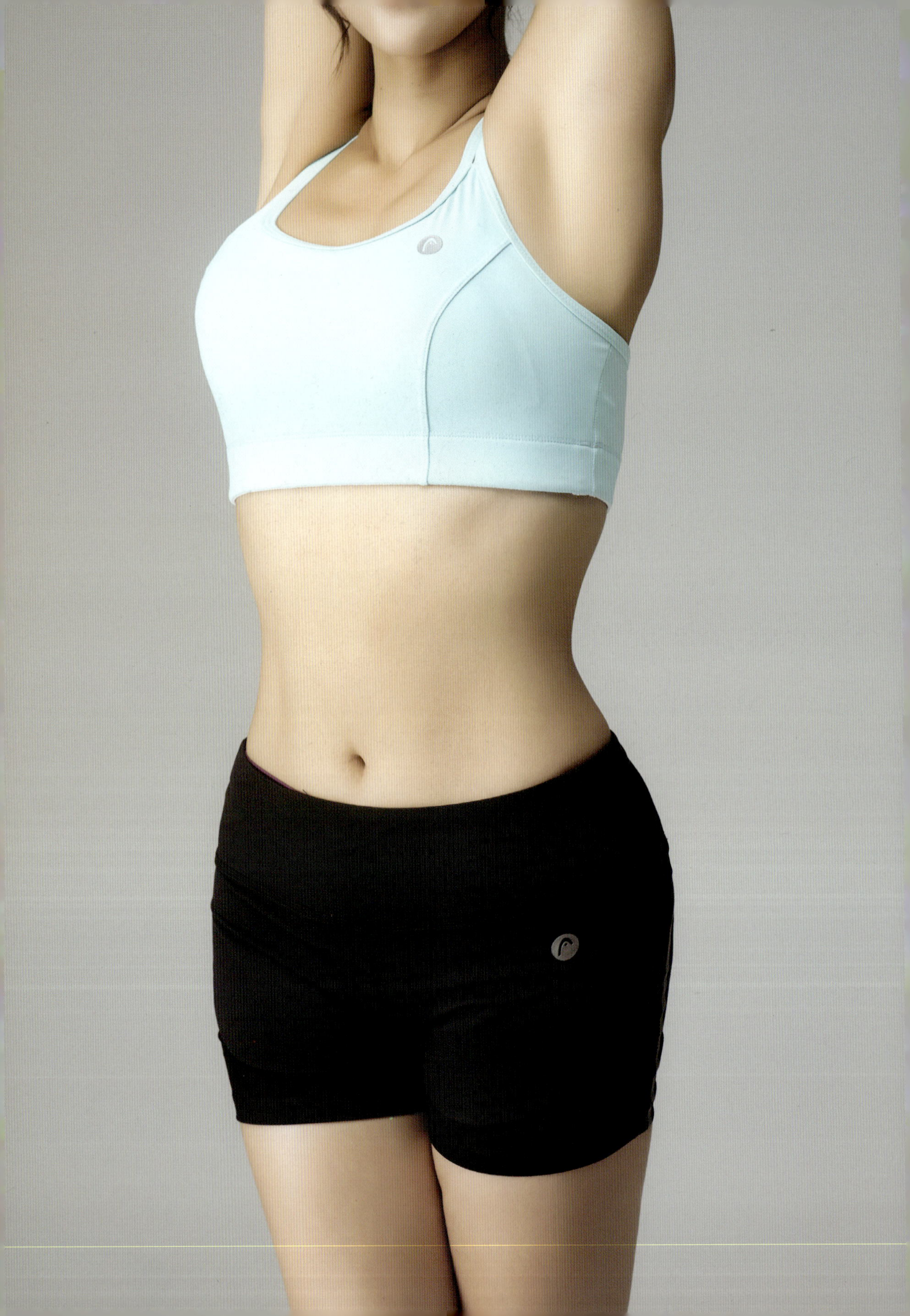

chapter 5

근육 UP!
늘씬한 허리와
복부 만들기

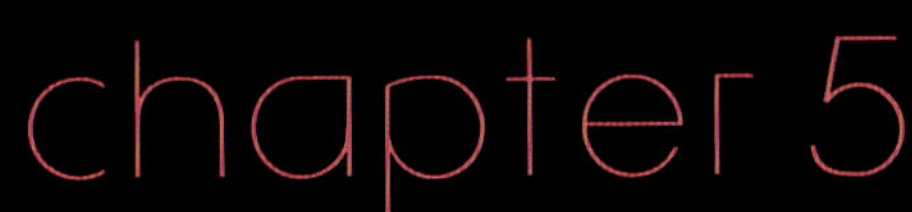

옆구리 군살 제거하기

모든 여성의 선망인 S라인은 바로 옆구리에서 나옵니다. 그러나 옆구리는 일상생활에서 일부러 움직이지 않으면 거의 운동량이 없는 부위이기 때문에 군살이 붙기 쉽습니다. 특히 자리에 오래 앉아 일하는 시간이 긴 회사원이나 학생들에게 두드러지죠. 가능하면 자리에 앉아 있는 시간을 줄이고 1시간에 5분씩 의식적으로 일어나 움직이도록 하세요. 생각날 때마다 옆구리 근육을 자극해주면 좋습니다.

코어 근육 강화로 이상적인 라인 만들기

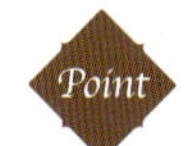

허리나 엉덩이가 내려가지
않도록 한다. 바닥에 닿는
팔 전체에 힘을 싣는다.

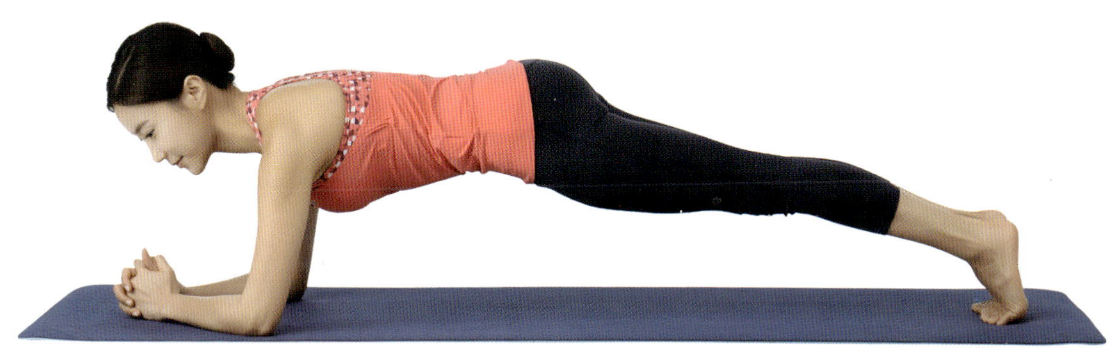

자연호흡 ➜ 팔과 다리를 어깨너비로 벌리고 팔꿈치로 바닥을 짚는
다. 다리는 쭉 뻗어 엎드려 '푸시업' 자세로 만들어준 뒤 1분간 천천히
호흡하며 자세를 유지한다.

옆구리 근육 자극으로 림프액 흐름 좋게 하기

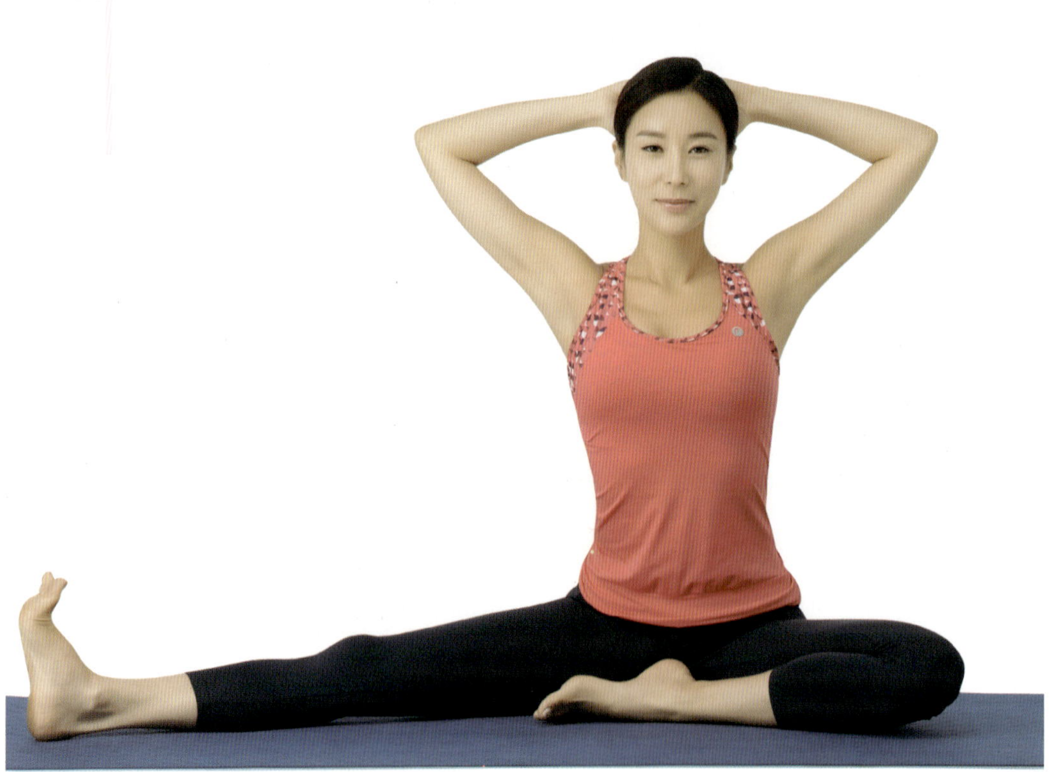

┃ **들숨** ➡ 오른쪽 다리는 옆으로 뻗고 왼쪽 다리는 몸쪽으로 접어 앉는
┃ 다. 양팔은 머리 뒤로 보내고 숨을 깊게 들이쉰다.

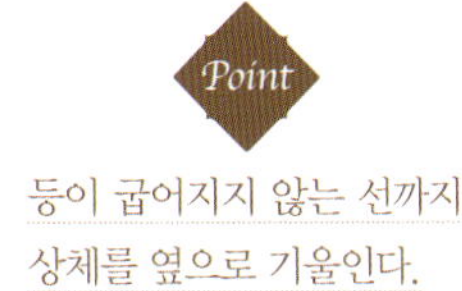

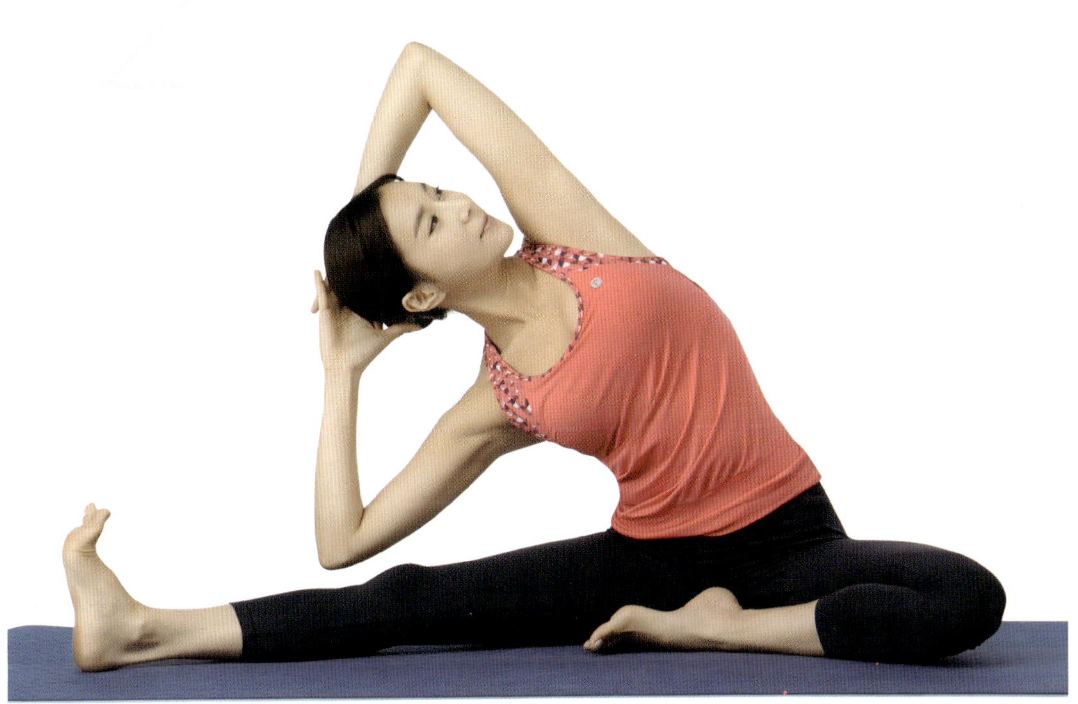

2 **날숨 + 자연호흡** ➡ 숨을 내쉬면서 허리를 오른쪽으로 꺾고 고개는 반대쪽으로 돌려 시선은 위로 향하며 1분간 자세를 유지한다. 다리 방향을 바꿔 반대쪽도 실시한다.

어깨와 등 균형 잡기

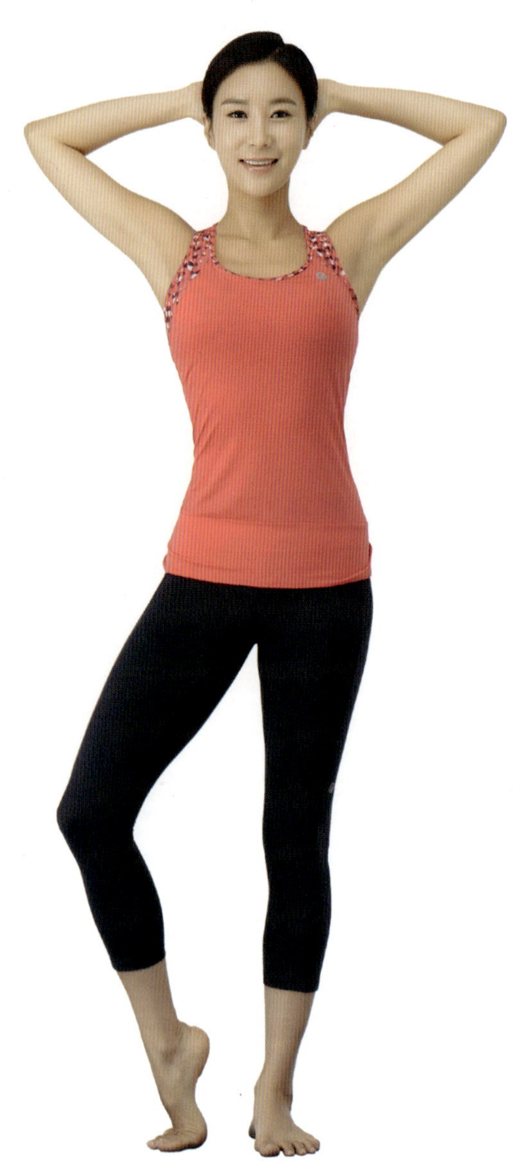

들숨 ➡ 다리를 모으고 서서 양팔을 머리 뒤에 가볍게 댄다. 오른
쪽 발을 바깥쪽으로 꺾어 열면서 숨을 깊게 들이쉰다.

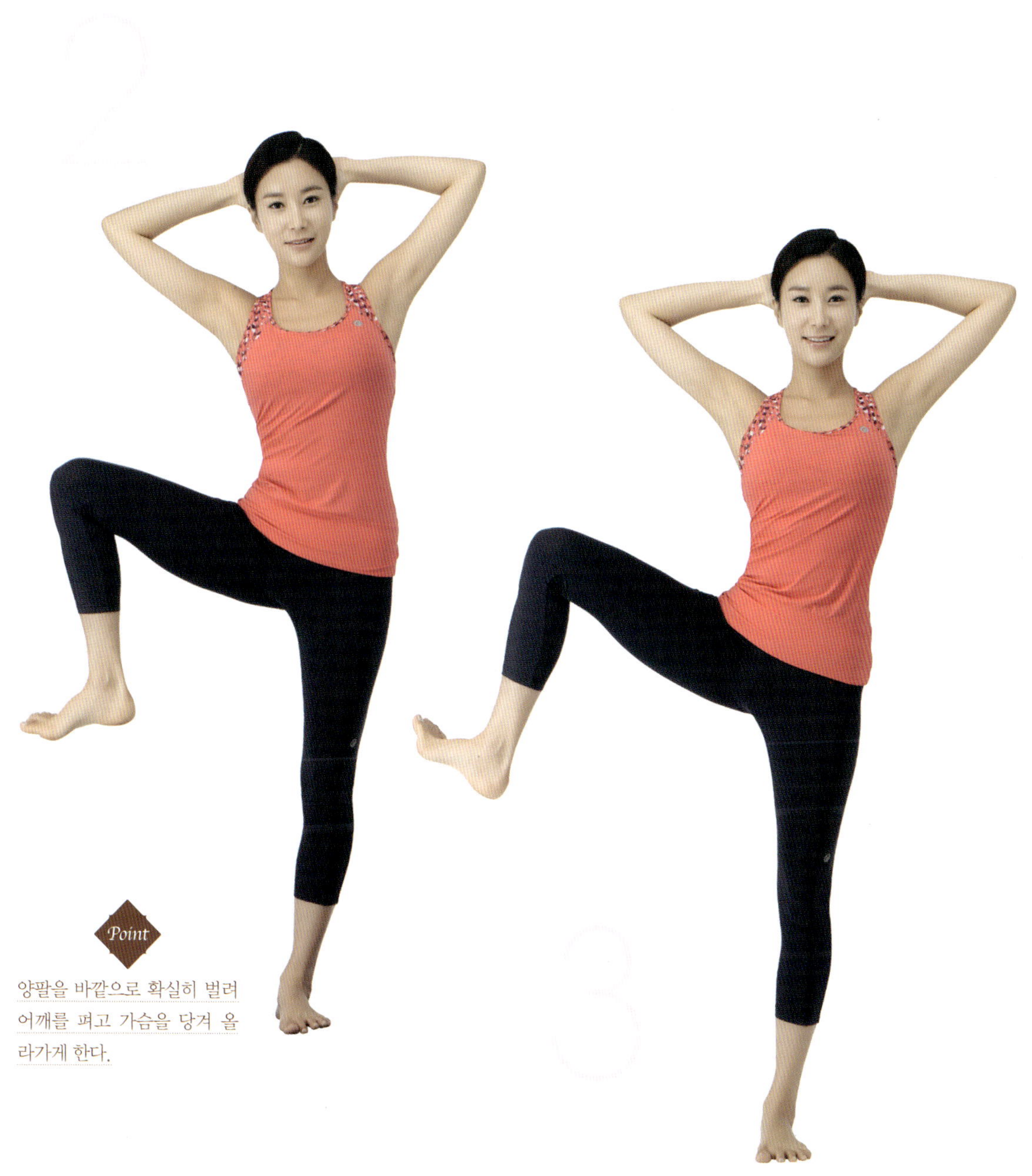

2 **날숨** ➜ 숨을 내쉬면서 오른쪽 발끝을 당겨 무릎이 겨드랑이 방향으로 올라오게, 배에 힘을 주어 들어 올린다. 1~2를 1분간 반복해서 실시한나.

3 **자연호흡** ➜ 다리를 들어 올린 자세를 유지하며 열을 센다. 다리를 바꿔 반대쪽도 실시한다.

배는 운동뿐 아니라 식습관도 중요한 부위이므로 짠 음식 섭취를 줄이거나 칼로리를 조절하면서 몸에 탄력을 주는 뱃살 운동을 병행하는 것이 좋습니다. 뱃살 운동은 빨리, 많이 한다고 효과적이지 않습니다. 운동 횟수나 속도보다는 허리에 부담이 덜 가도록, 정확하게 하는 것이 더 중요합니다. 특히 신체의 중심축에서 몸통을 바로 세워주는 코어 근육을 단련하는 것이 뱃살은 물론 몸의 전체적인 균형을 잡는 데 도움이 됩니다.

근력 강화로 뱃살 태우기

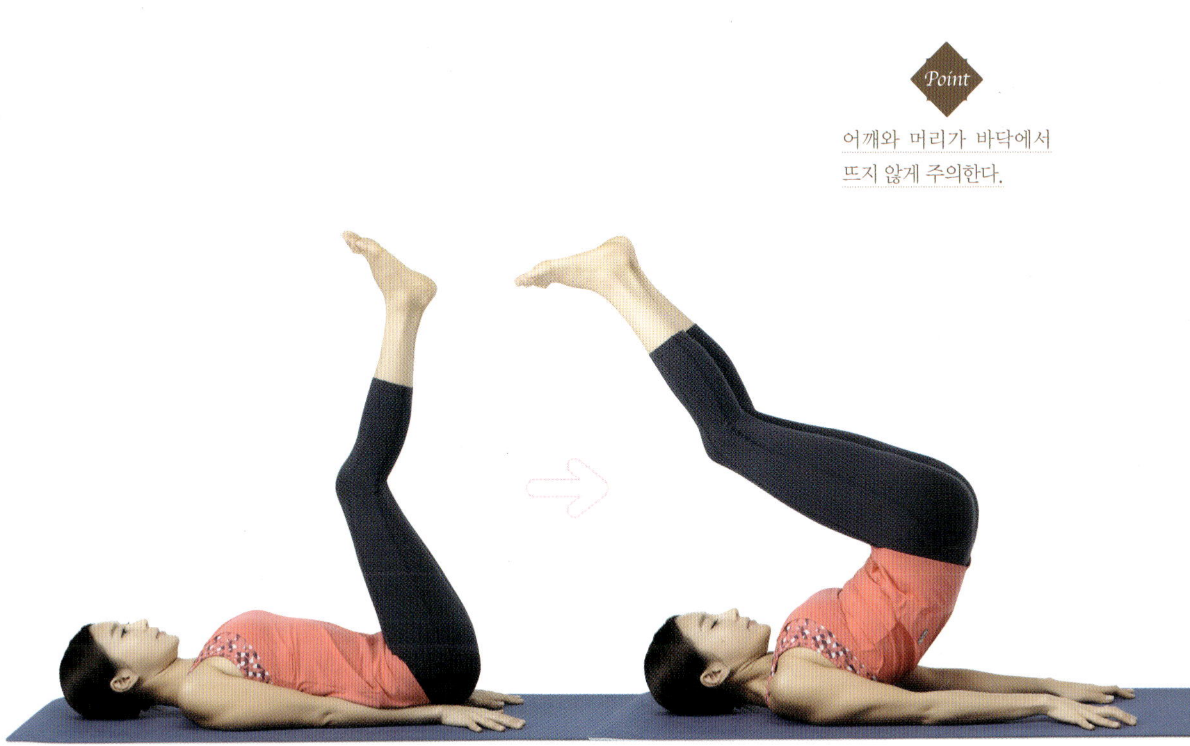

1 **들숨** ➡ 등을 대고 누워 손으로 바닥을 짚는다. 발끝은 앞으로 당기고 무릎은 약간 구부려 위로 올리며 숨을 깊게 들이쉰다.

2 **날숨** ➡ 배에 힘을 주고 숨을 내쉬면서 엉덩이를 위로 들어 올려 1분간 자세를 유지한다.

배 · 엉덩이 · 허벅지 라인 매끈하게 만들기

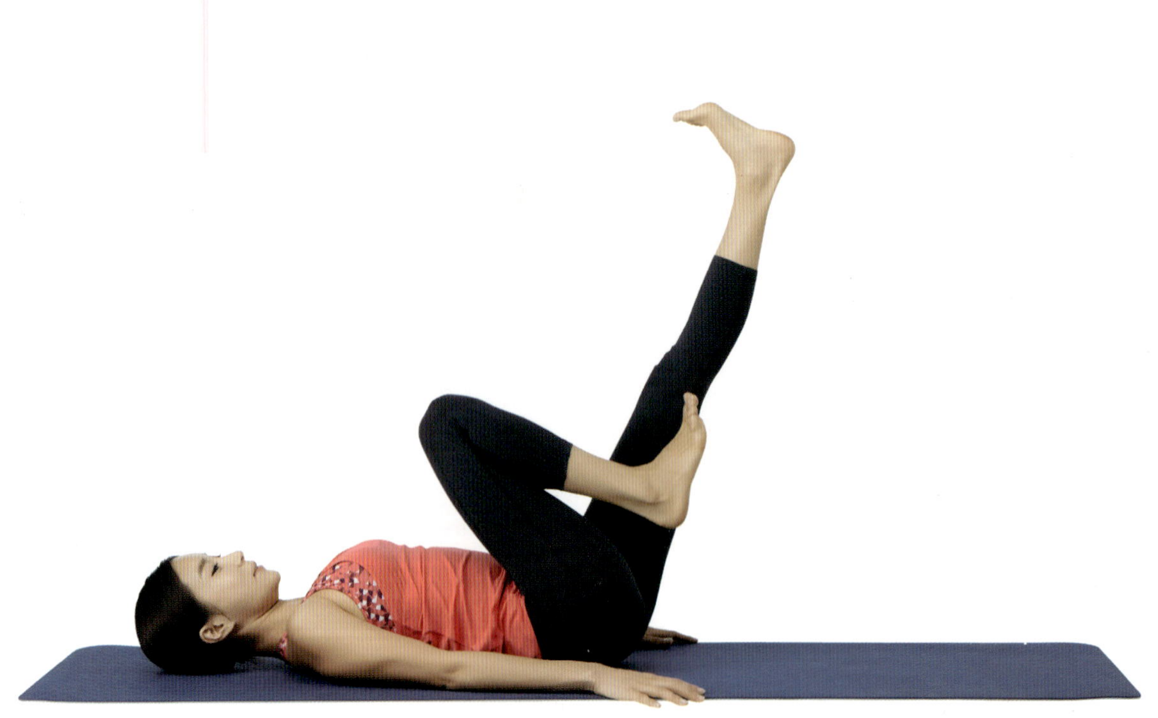

1 **자연호흡 →** 등을 대고 천장을 바라보고 눕는다. 손바닥으로 바닥
을 지탱하며 한쪽 다리를 구부린 채 들어 올린다.

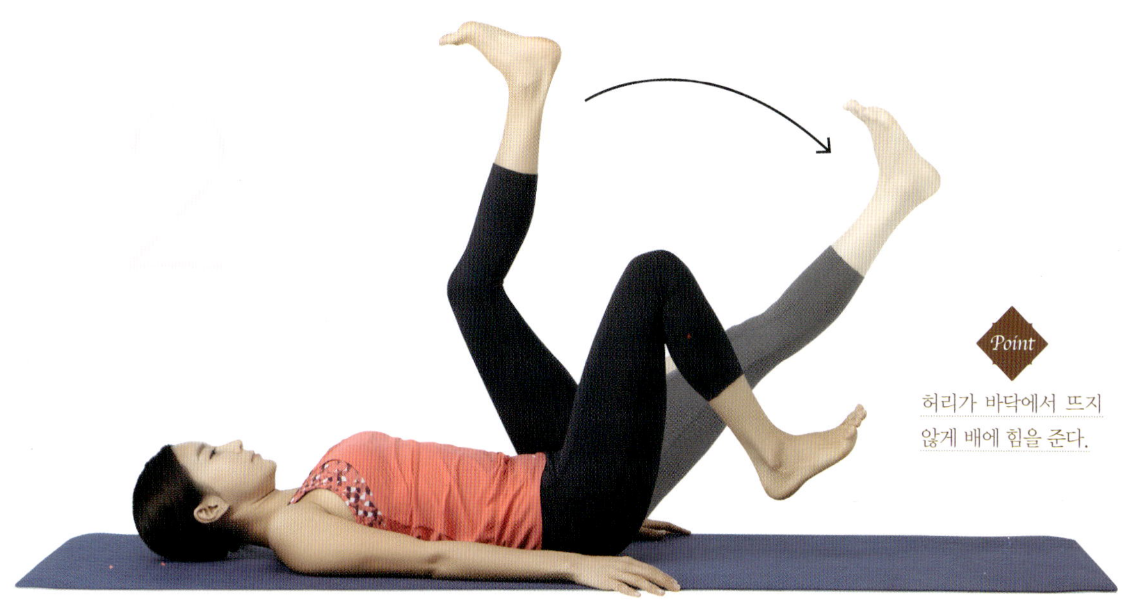

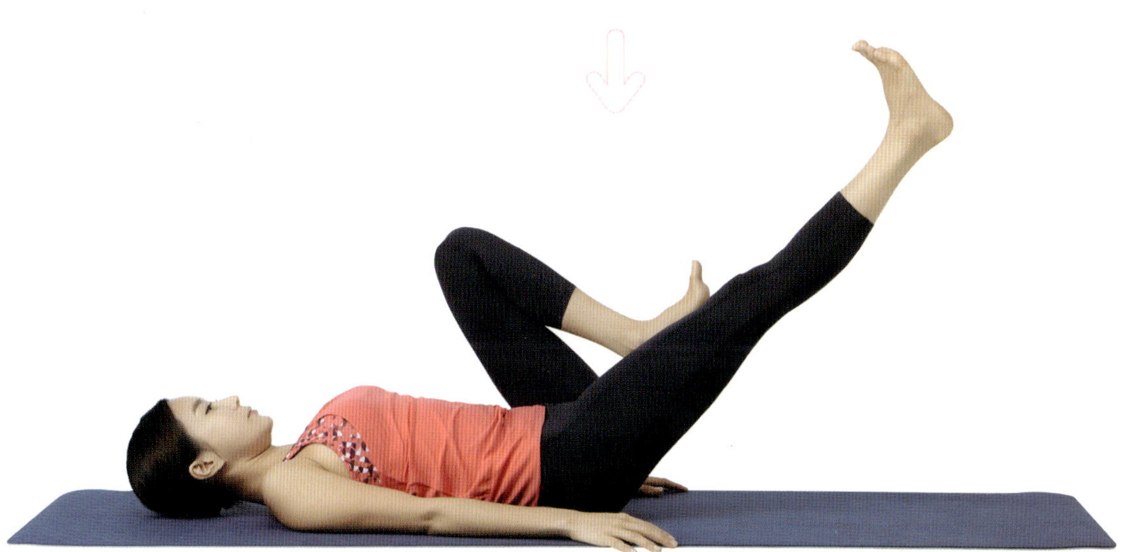

2 **자연호흡** ➡ 배에 힘을 주고 자전거 타듯 다리를 원을 그리며 돌린
다. 천천히 호흡하면서 근육이 움직이는 것을 느끼며 1분간 반복해
서 실시한다.

복근 키우기

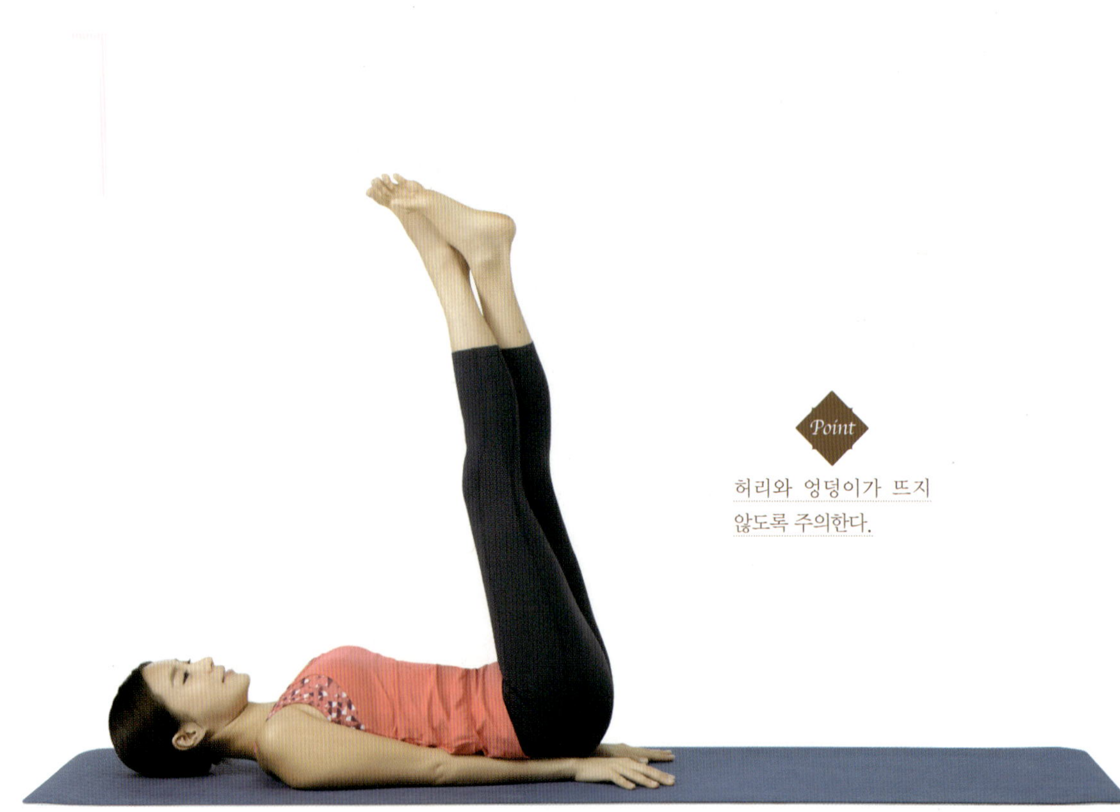

1 들숨 ➜ 등을 대고 누워 발을 교차시켜 들어 올리며 숨을 들이쉰다.

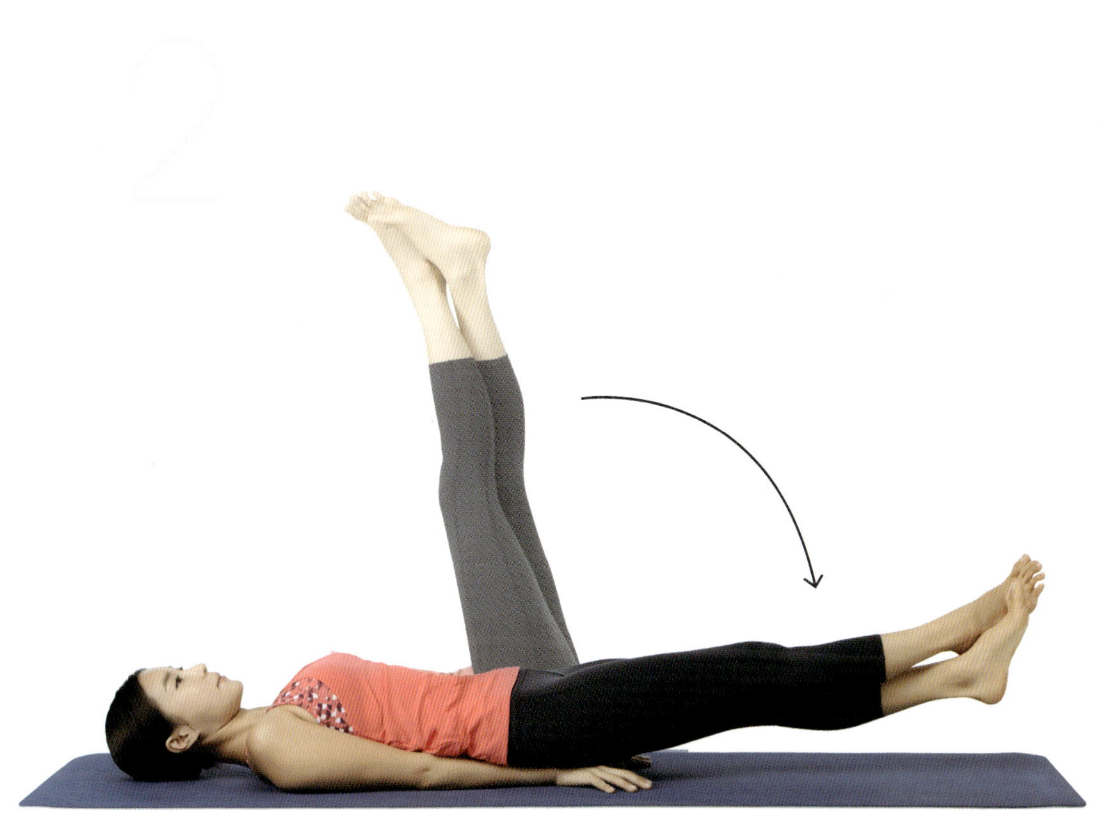

2 **자연호흡** ➡ 교차시킨 발을 조금씩 천천히 아래로 내려 아랫배와 허리가 가장 당기는 위치에서 멈추고, 1~2를 반복해서 1분간 실시한다. 발을 바꿔 반대쪽도 실시한다.

근육 강화와 유산소 운동으로 뱃살 빼기

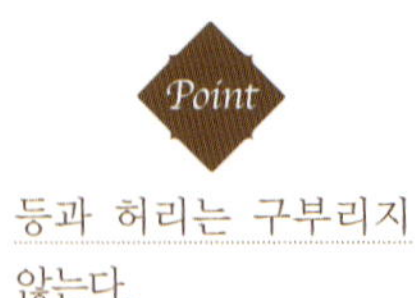

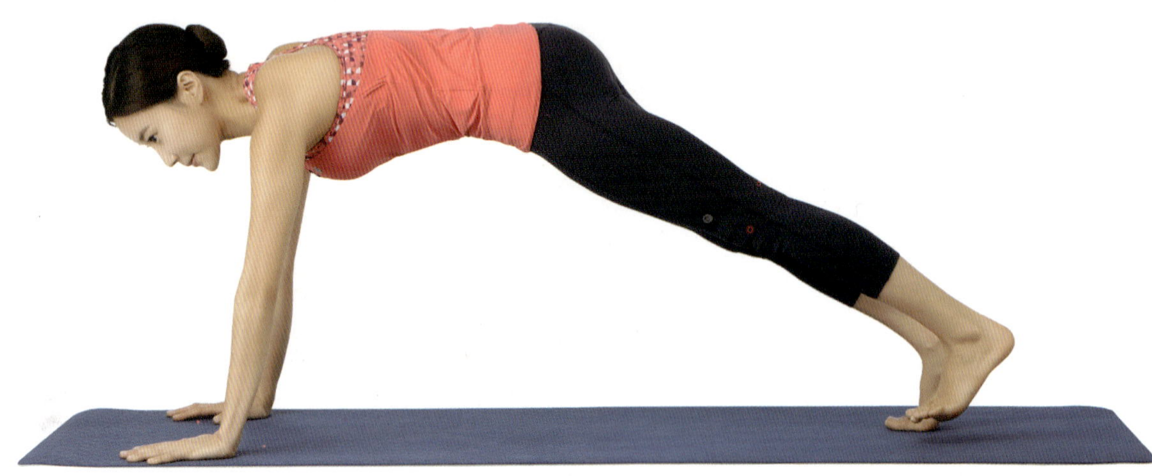

들숨 ➡ 팔은 어깨너비로 벌려 바닥을 짚고, 다리 역시 어깨너비만큼
벌려 엎드린 뒤 왼쪽 다리를 바닥에서 살짝 들어주며 숨을 들이쉰다.

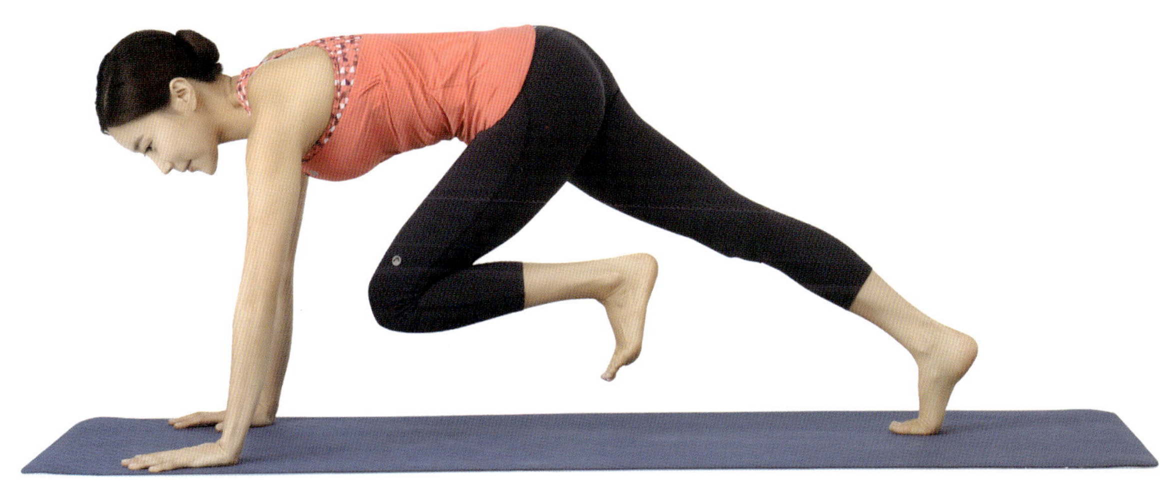

2 **날숨** ➜ 숨을 내쉬면서 왼쪽 다리를 상체 쪽으로 끌어올린다. 1~2를
1분간 반복해서 실시한 뒤 다리를 바꿔 반대쪽도 실시한다.

뱃살과 함께 바디 라인 정리하기

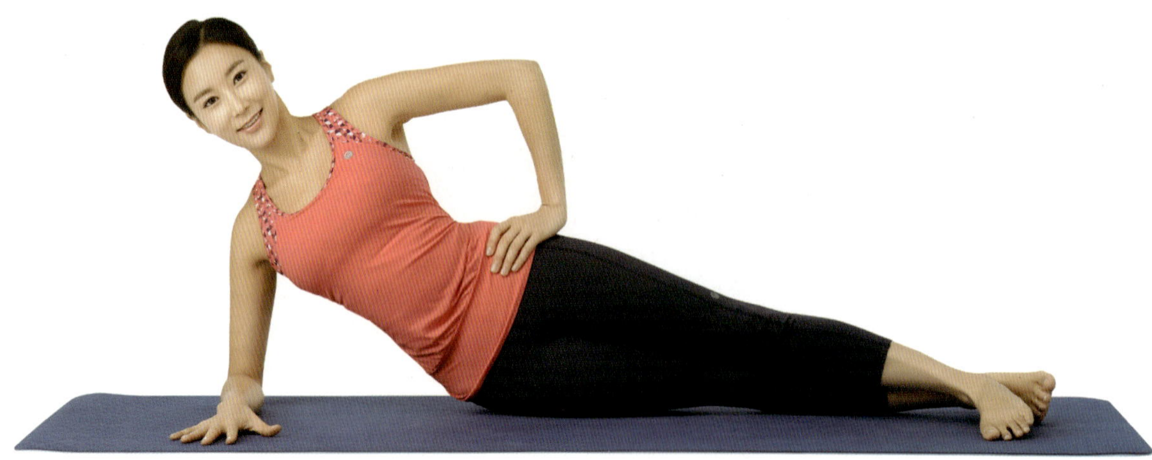

들숨 → 옆으로 누워 오른쪽 팔꿈치를 바닥에 대고 몸을 지탱한다. 왼쪽 다리는 오른쪽 다리 앞에 교차시켜 내려놓고 왼쪽 팔로 골반을 잡으며 숨을 깊게 들이쉰다.

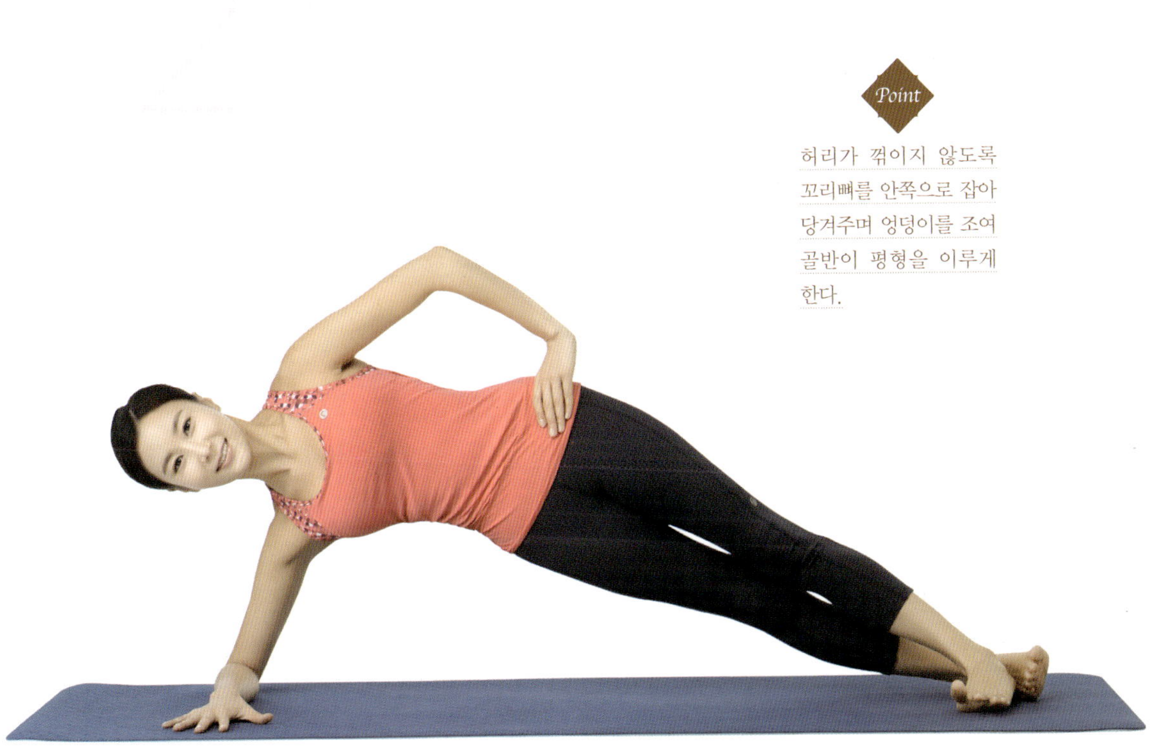

2 **날숨＋자연호흡** ➡ 숨을 내쉬면서 엉덩이를 위로 들어올린다. 오른쪽 어깨와 손목이 일직선이 되도록 하며 1분간 자세를 유지한다. 팔을 바꿔 반대쪽도 실시한다.

Beauty Tip 07

장이 예뻐야 라인이 산다!

현대인들은 불규칙한 식습관과 운동량 부족으로 기초 대사량이 감소하여 내장에 지방이 쌓이게 되면서 장이 건강하지 못합니다. 장 건강과 내장지방 감량을 위해서는 첫째, 아침에 일어나면 차가운 물을 한 컵 마십니다. 아침 공복에 마시는 물은 잠들어 있는 몸을 깨우는 것은 물론 위와 대장 운동을 촉진시켜 아침 배변을 도와줍니다. 게다가 교감신경을 자극해 지방 연소에도 유리해요. 둘째, 평소에는 물을 많이 마시고 식전이나 식후 30분 이내에는 물을 마시지 않습니다. 위액을 희석시켜 소화에 지장을 주고 인슐린 분비를 증가시켜 세포에 지방이 쌓이도록 만들기 때문이에요. 셋째, 식이섬유가 풍부한 식품을 섭취합니다. 식물성 식품인 버섯류나 해조류, 감자류 등에 들어 있는 식이섬유는 몸에 불필요한 노폐물과 변을 잘 나오게 해줘 내장지방 관리에 도움을 줍니다. 생선이나 콩도 몸속 내장지방을 줄일 수 있는 좋은 음식입니다. 그러나 무엇보다 내장지방을 연소시키는 가장 좋은 방법은 바른 자세로 생활하며 운동하는 것입니다. 운동으로 배의 근육을 기르고, 근육의 탄력을 높이면 자연스럽게 내장지방도 줄어들고 장도 건강해집니다.

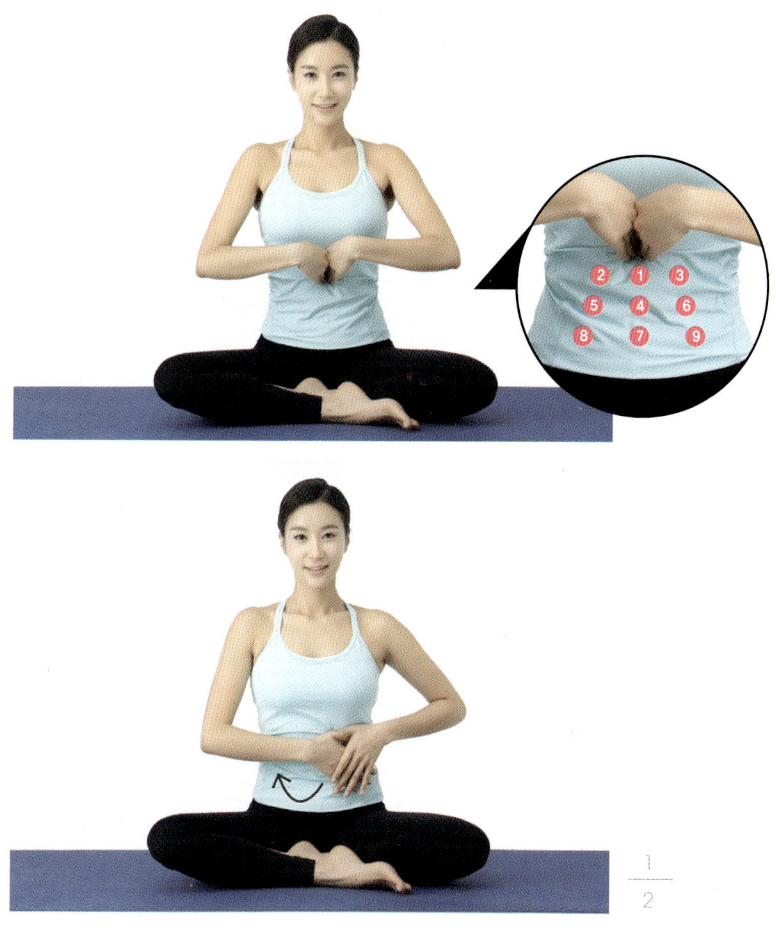

장을 건강하게 하는 마사지

1 양쪽 손끝을 모아 명치 아래부터 호흡과 함께 지그시 9곳을 순서대로 지압한다.

2 양손을 모아 시계방향으로 원을 그리듯이 정성스럽게 10회 쓸어준다.

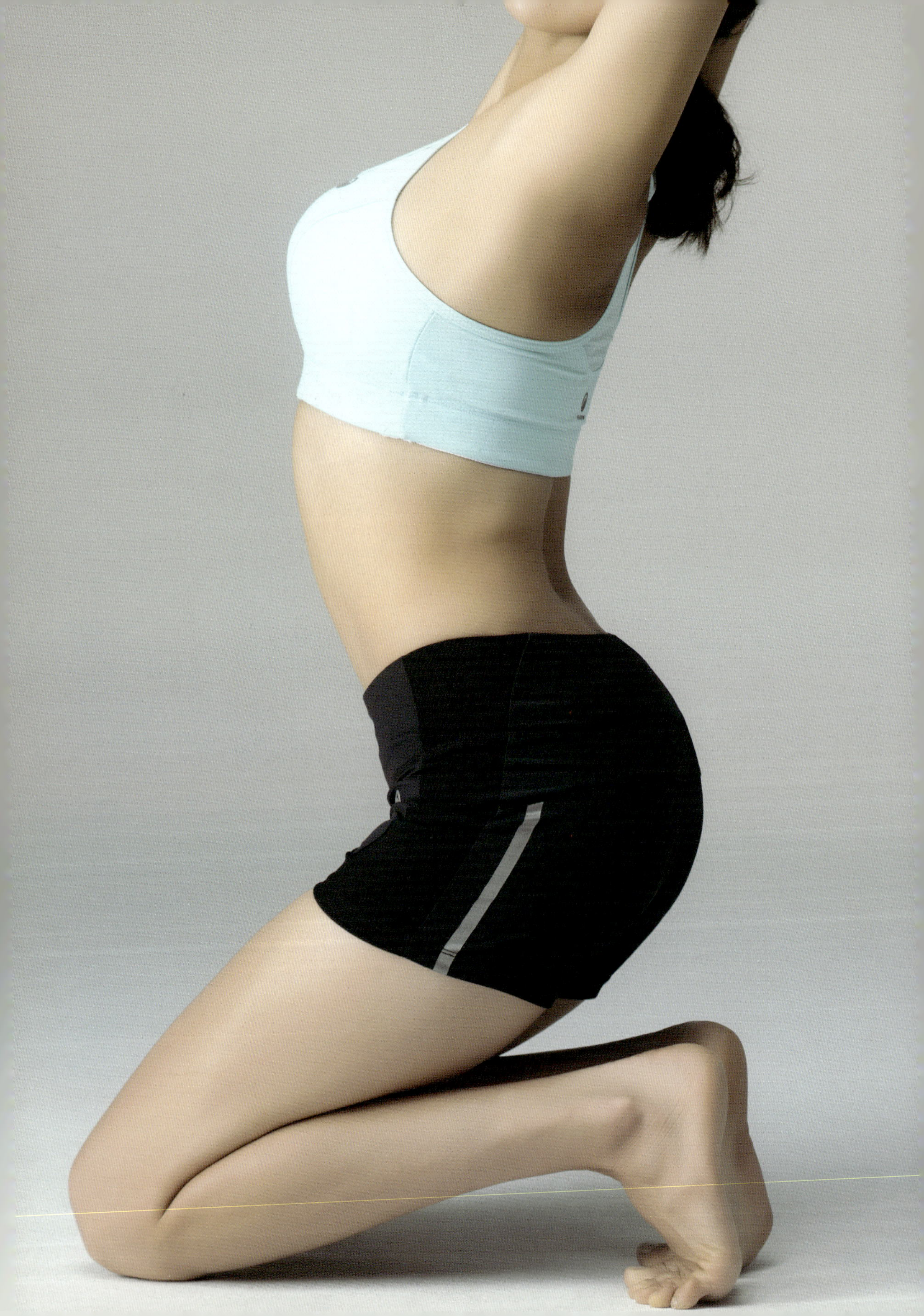

chapter 6

환상적인 골반라인,
균형부터
맞춰라

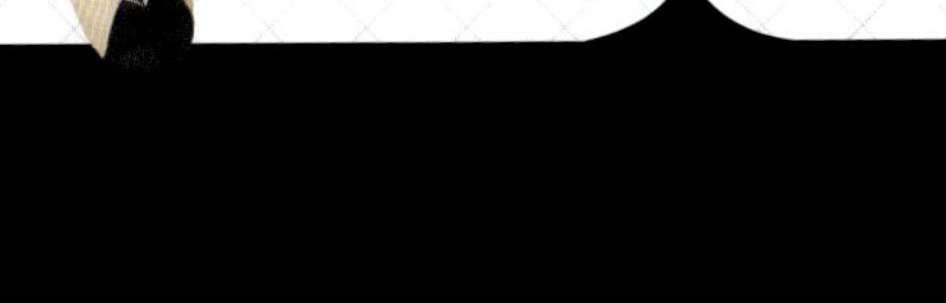

삐뚤어진 골반 맞추기

골반이 틀어지면 신체 균형이 깨지면서 군살이 붙기 쉬운 상태가 되고 맙니다. 다시 말해 골반이 틀어진 상태에서 운동을 하거나 다이어트를 하면 그 효과가 현저하게 떨어지는 거죠. 그러므로 운동 효과를 높이기 위해서는 골반의 균형부터 잡아주는 것이 무척 중요합니다. 골반의 균형만 잡아줘도 자연스럽게 체중이 감소하고 몸의 라인을 살릴 수 있습니다. 여기서는 비틀어진 골반을 맞춰주고 초보자들도 쉽게 따라할 수 있는 동작들로 구성했습니다.

틀어진 골반 바로 잡기

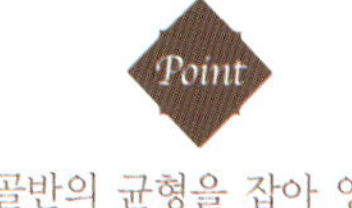

골반의 균형을 잡아 엉덩
이가 들리지 않도록 한다.

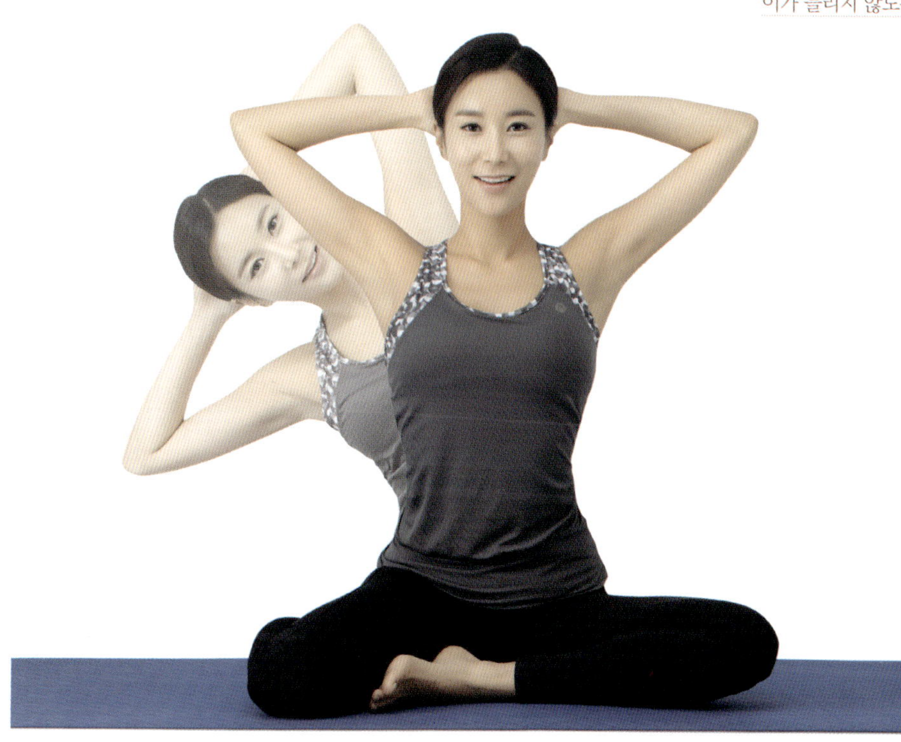

1 **들숨** ➡ 왼쪽 다리와 오른쪽 다리를 오른
쪽 방향으로 구부리고 앉는다. 양팔은 머
리 뒤에 대고 숨을 들이쉰다.

2 **날숨** ➡ 숨을 내쉬면서 몸을 오른쪽으로
숙이고 1분간 자세를 유지한다. 다리 방향
을 바꿔 반대쪽도 실시한다.

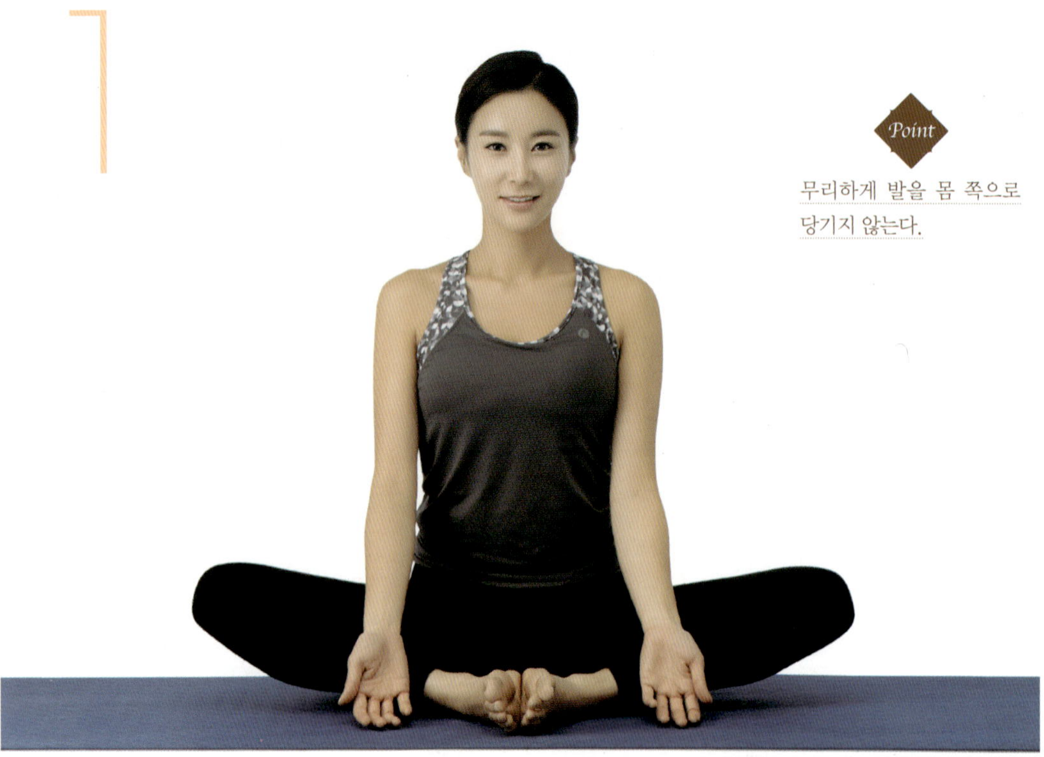

들숨 ➡ 척추를 바르게 세우고 양발을 마주 대고 앉는다. 팔은 자연스럽게 앞으로 늘어트린 뒤 숨을 깊게 들이쉰다.

2

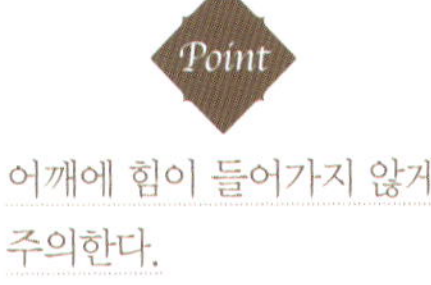

어깨에 힘이 들어가지 않게
주의한다.

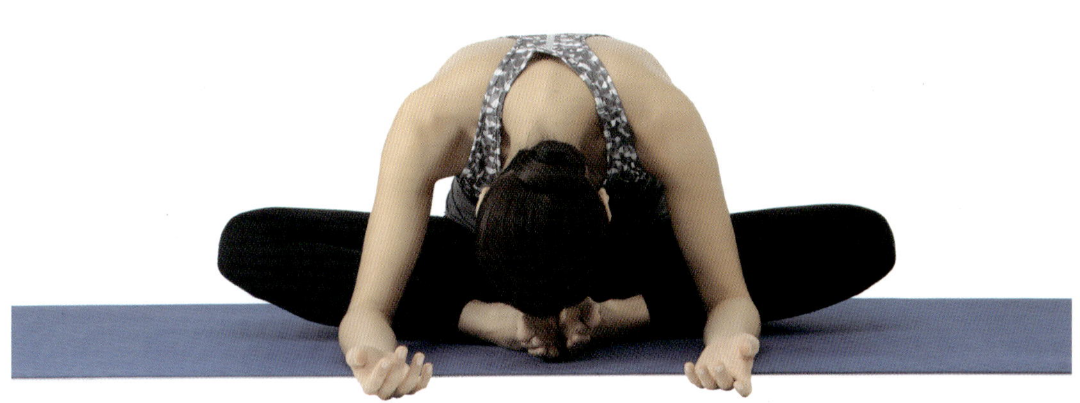

2 **날숨＋자연호흡** ➜ 숨을 내쉬면서 어깨의 힘을 빼고 척추를 말아주
듯 상체를 앞으로 숙인다. 천천히 호흡하며 1분간 자세를 유지한다.

골반 주위 근육 풀어주기 Ⅱ

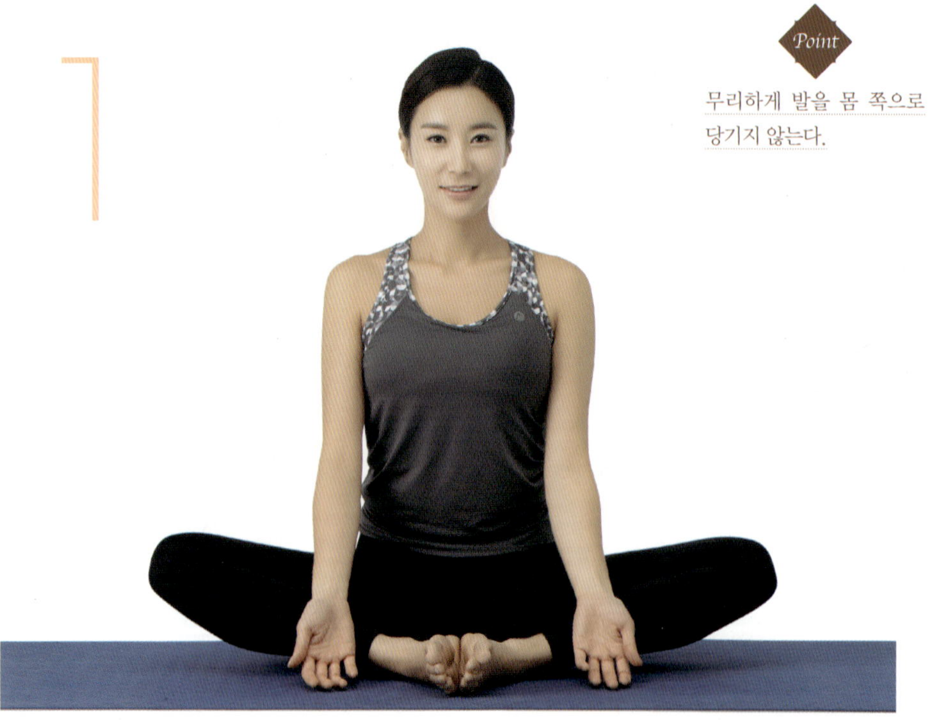

1

들숨 ➜ 척추를 바르게 세우고 양발을 마주 대고 앉는 팔은 자연스럽게
앞으로 늘어트린 뒤 숨을 깊게 들이쉰다.

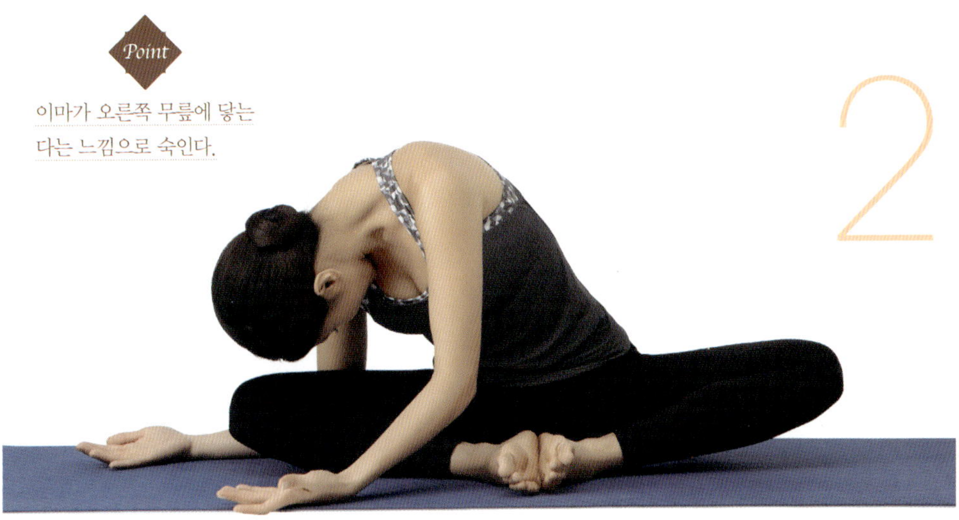

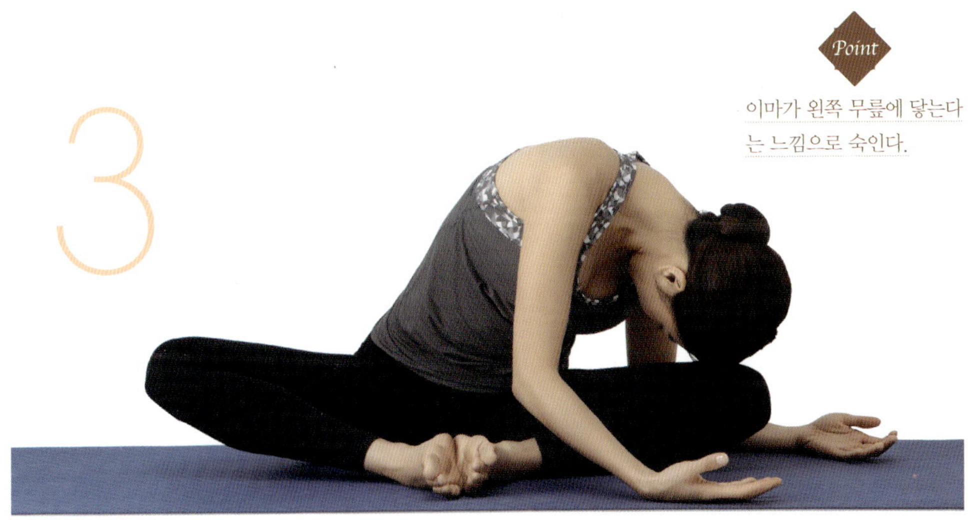

2 **날숨＋자연호흡** ➜ 몸을 오른쪽으로 천
천히 이동하여 몸의 체중을 앞으로 실은
뒤 숨을 내쉬며 30초간 자세를 유지한나.

3 **날숨＋자연호흡** ➜ 몸을 왼쪽으로 천천
히 이동하여 몸의 체중을 앞으로 실은 다
음 숨을 내쉬며 30초간 자세를 유지한다.

골반 균형 되찾기

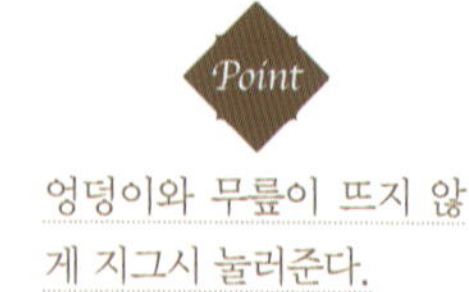

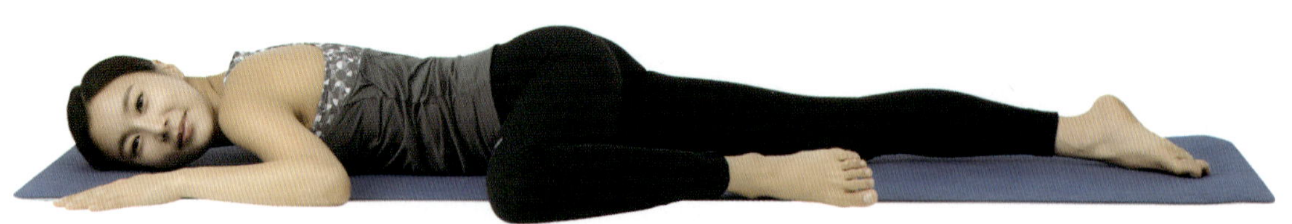

자연호흡 ➜ 편안하게 바닥에 엎드려 얼굴은 왼쪽으로 돌리고 왼쪽 다리
는 구부린 채 발끝은 당긴다.

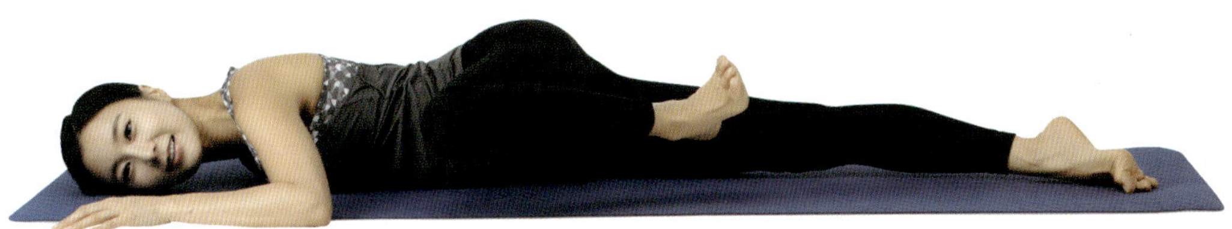

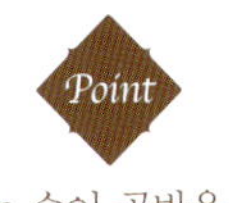

내쉬는 숨이 골반을 지나
발끝까지 흘러가는 것을
느낀다.

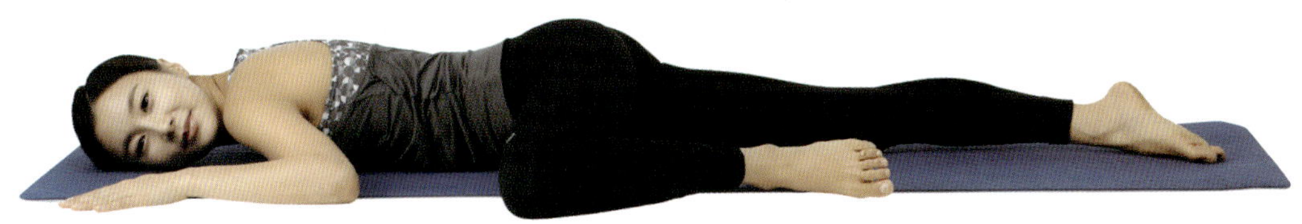

2 **들숨＋자연호흡** ➜ 숨을 깊게 들이쉬면
서 다리를 들어 올린다. 1～2를 1분간 반
복해서 실시한다.

3 **날숨** ➜ 숨을 내쉬면서 몸의 힘을 빼며 다
리를 내려놓고 깊게 5회 호흡한다. 다리
를 바꿔 반대쪽도 1～3을 실시한다.

균형 맞추며 골반 근육 강화하기

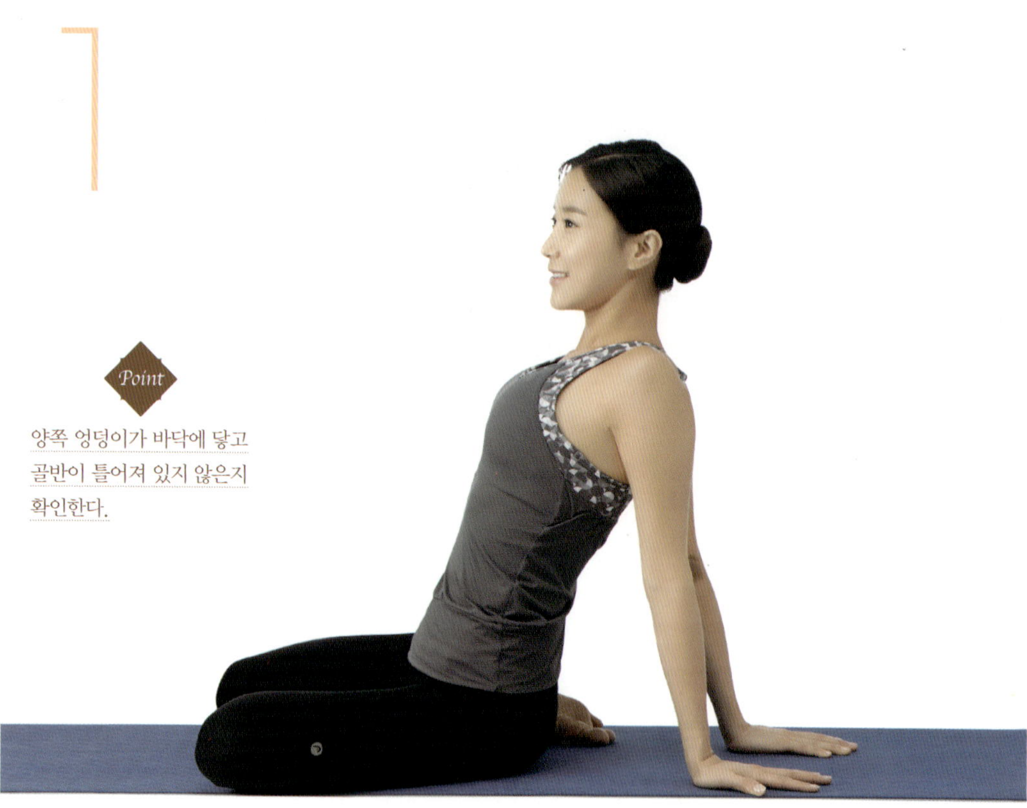

들숨 → 왼쪽 다리와 오른쪽 다리를 오른쪽 방향으로 구부리고 앉는다.
양팔은 등 뒤에서 바닥을 짚고, 숨을 들이쉬며 가슴을 확실히 편다.

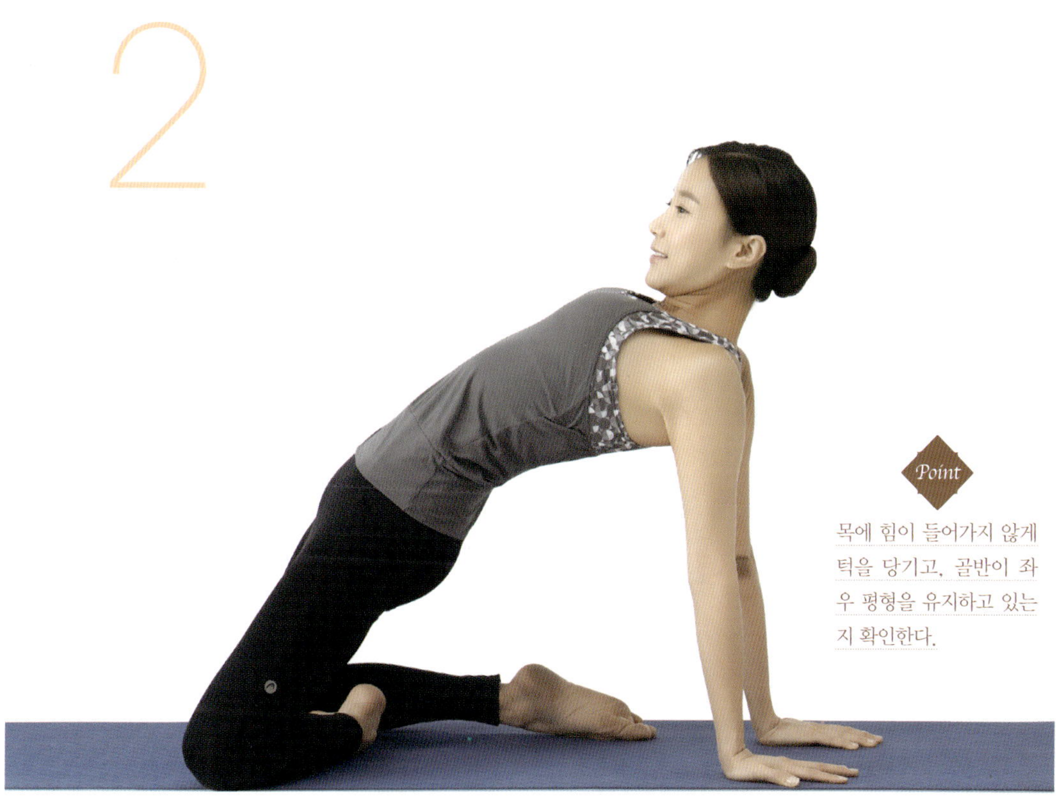

2 **날숨＋자연호흡** ➜ 숨을 내쉬며 몸을 위로 들어 올린다. 가슴을 펴주고
허벅지를 밀며 몸을 최대한 들어 올려 1분간 자세를 유지한다. 다리 방향
을 바꿔 반대쪽도 실시한다.

퍼진 엉덩이 조이고 올려주기

동양인의 엉덩이는 근육량이 적고 살이 많기 때문에 모양이 흐트러지기 쉽습니다. 그렇기 때문에 조금만 살이 쪄도 엉덩이가 퍼지고 쉽게 처집니다. 처지고 퍼진 엉덩이는 혈액순환을 시키면서 근육을 긴장시켜 라인을 정리해야 합니다. 여기에서 소개하는 엉덩이 운동은 하체 힘을 기르고 몸의 균형을 잡는 데 도움이 되므로 습관적으로 반복해주세요.

엉덩이와 허벅지 라인의 기본 틀 잡기

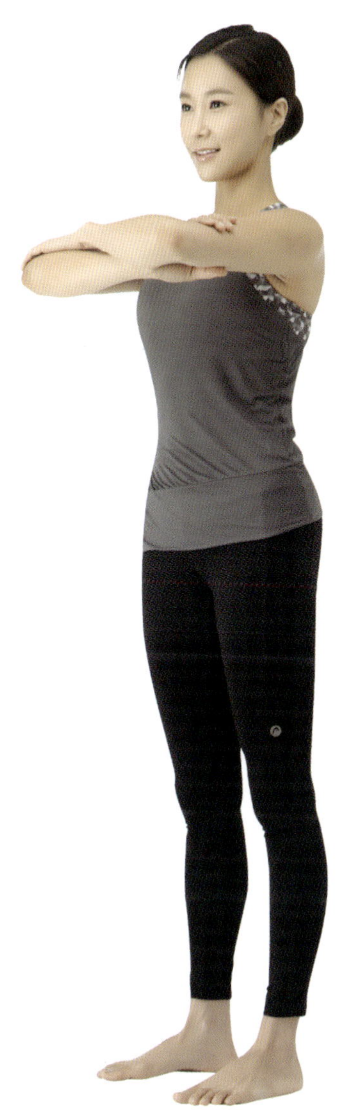

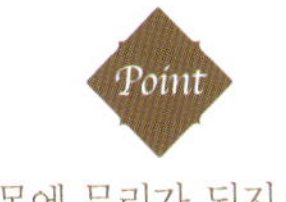

발목에 무리가 되지 않게
발가락을 들어 준다.

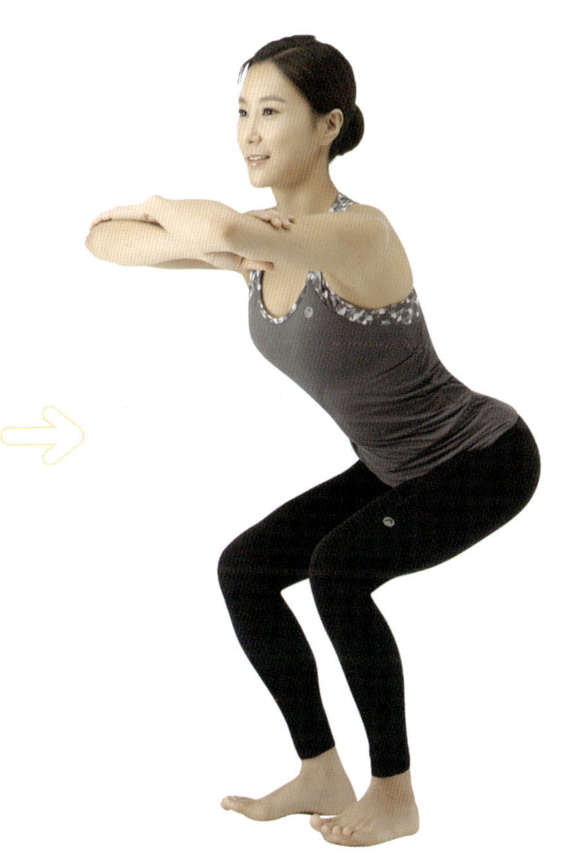

1 **자연호흡** ➜ 다리를 어깨 너비로 벌리고 선 자세에서 팔은 가볍게 팔짱을 끼듯 손을 양팔에 대고 90°를 만들어 준다.

2 **들숨** ➜ 숨을 깊게 들이쉬며 엉덩이를 뒤로 쭉 내민다. 무릎이 앞으로 삐지지 않게 투명 의자가 있는것 처럼 앉는다. 1~2를 10회 반복한 뒤 무릎을 구부린 자세를 1분간 유지한다.

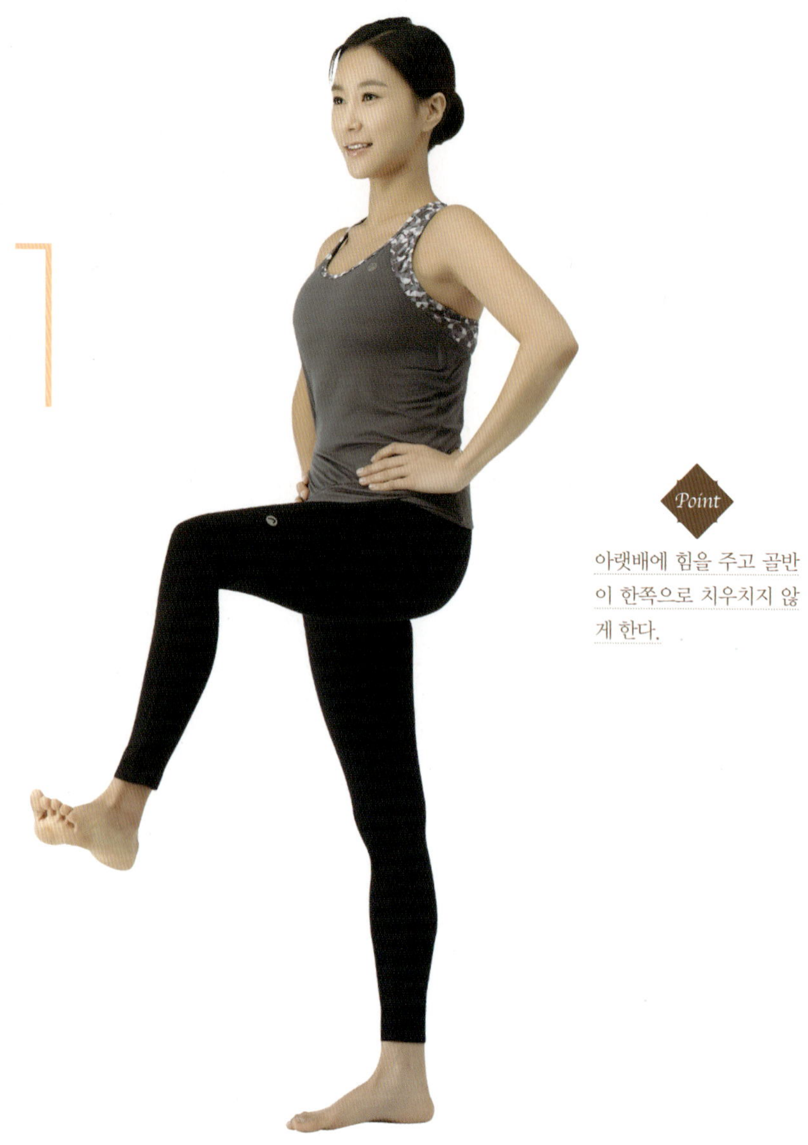

Point

아랫배에 힘을 주고 골반
이 한쪽으로 치우치지 않
게 한다.

1

들숨 → 골반에 양손을 대고 편안하게 숨을 들이쉬면서 왼쪽 다리
를 골반 높이까지 들어 올린다.

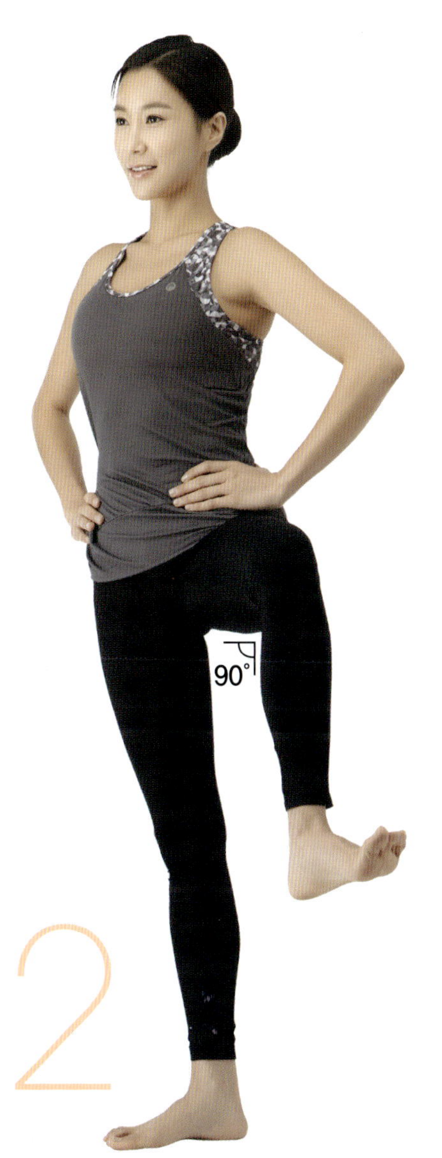

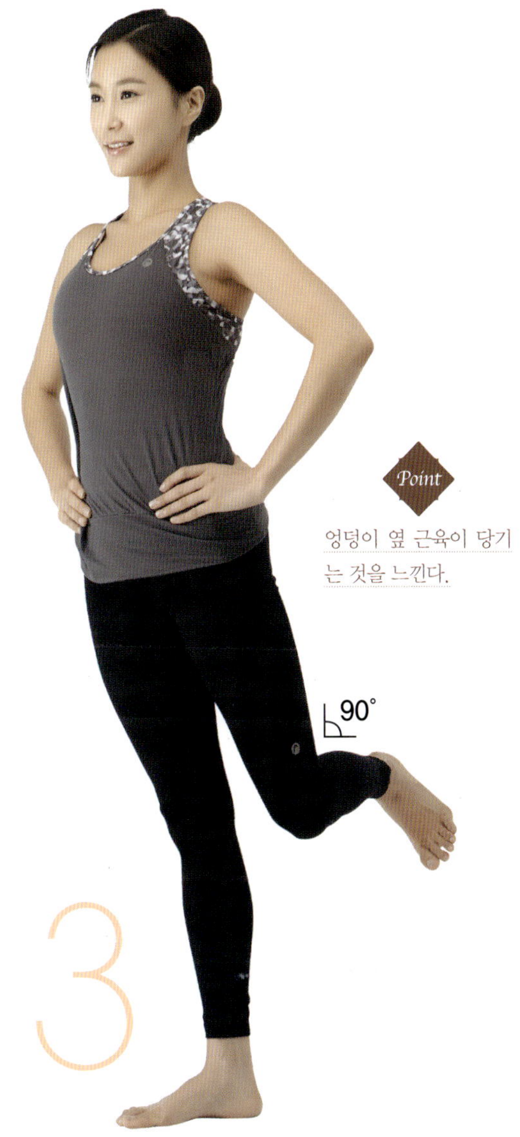

2 **자연호흡** ➡ 들어 올린 왼쪽 발을 90°로 유지하며 그대로 왼쪽으로 벌려준다

3 **날숨** ➡ 숨을 내쉬면서 다리를 대각선 뒤로 보낸다. 들어 올린 다리로 삼각형을 그린다고 생각하며 1~3을 1분간 반복해서 실시한다. 다리를 바꿔 반대쪽도 실시한다.

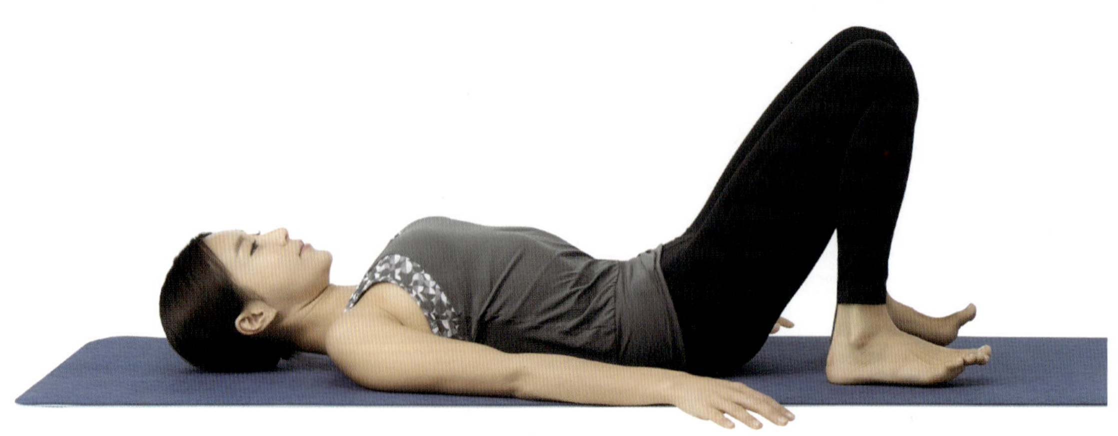

들숨 → 등을 대고 누운 뒤 다리는 어깨너비로 벌리고 무릎을 구부린다. 이때 발끝은 11자가 되도록 한 뒤 숨을 깊게 들이쉰다.

발바닥 전체를 완전히 바닥에 붙이고, 허벅지 안쪽에 힘을 준다. 1분이 힘들면 30초씩 2번에 나눠 실시한다.

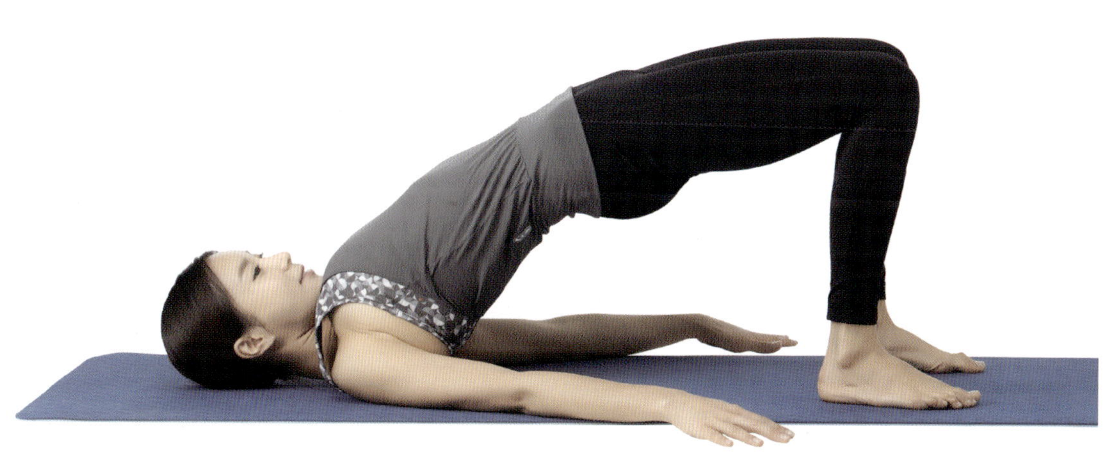

2 **날숨** ➔ 숨을 내쉬면서 엉덩이에 힘을 주며 들어 올려 1분간 자세를 유지한다.

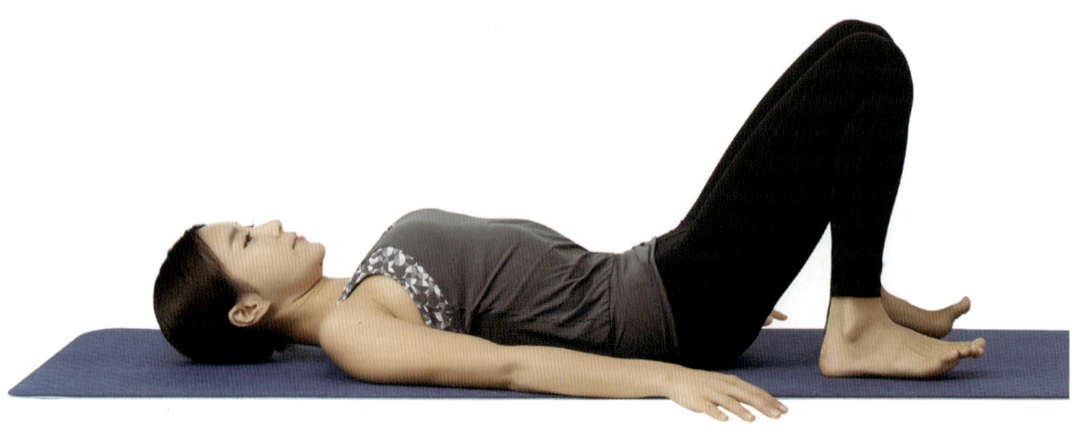

들숨 ➡ 등을 대고 누운 후 다리는 어깨너비로 벌리고 무릎을 구부린다. 이때 발끝은 11자가 되도록 한 뒤 숨을 깊게 들이쉰다.

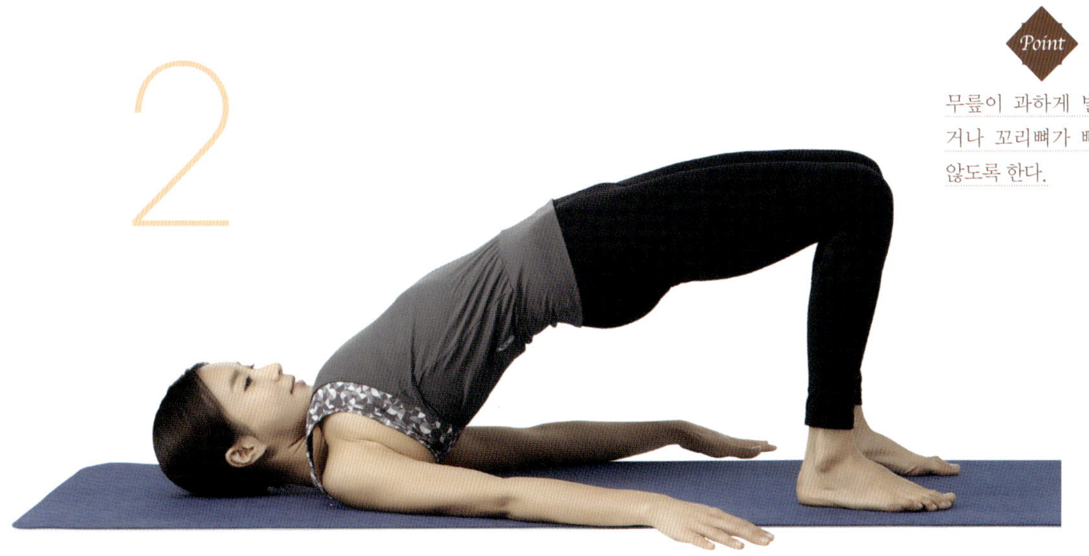

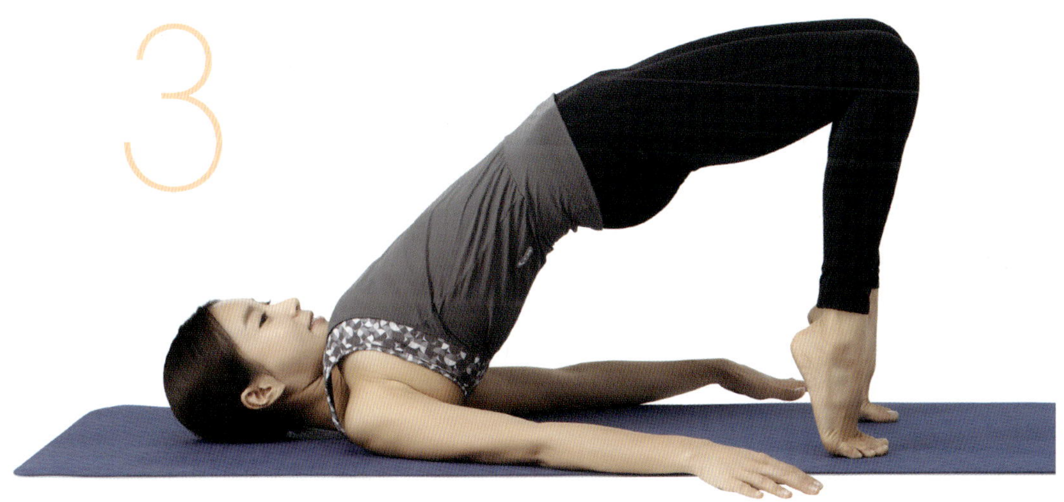

2 **날숨＋사연호흡** ➡ 숨을 내쉬면서 엉덩이에 힘을 주며 들어 올려 30초간 자세를 유지한다.

3 **들숨＋자연호흡** ➡ 숨을 들여마시며 발을 몸 쪽으로 끌어당겨 발끝을 세운 뒤 잉딩이를 높이 들어 올려 30초간 자세를 유지한다.

탄력 있는 엉덩이와 허벅지 만들기

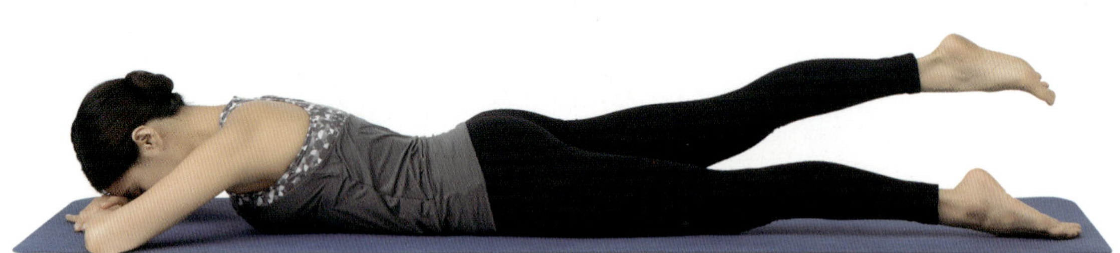

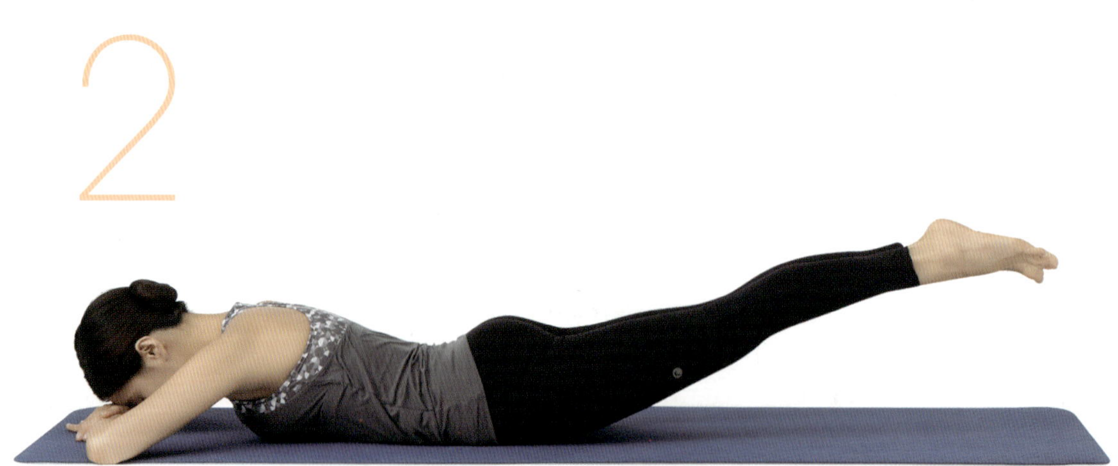

1 **자연호흡** ➜ 손등으로 이마를 짚어 엎드려 다리는 골반너비로 벌린 뒤 발끝에 힘을 준다. 무릎을 구부리지 않게 주의하며 오른쪽 다리를 그대로 들어 올린다.

2 **자연호흡** ➜ 왼쪽 다리를 들어 올려 오른쪽 다리와 평행이 되게 한다.

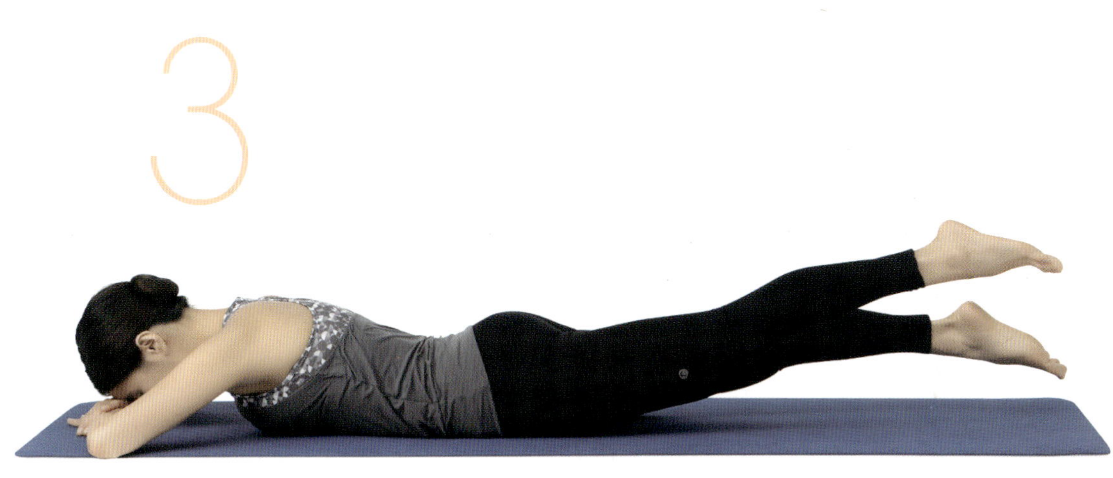

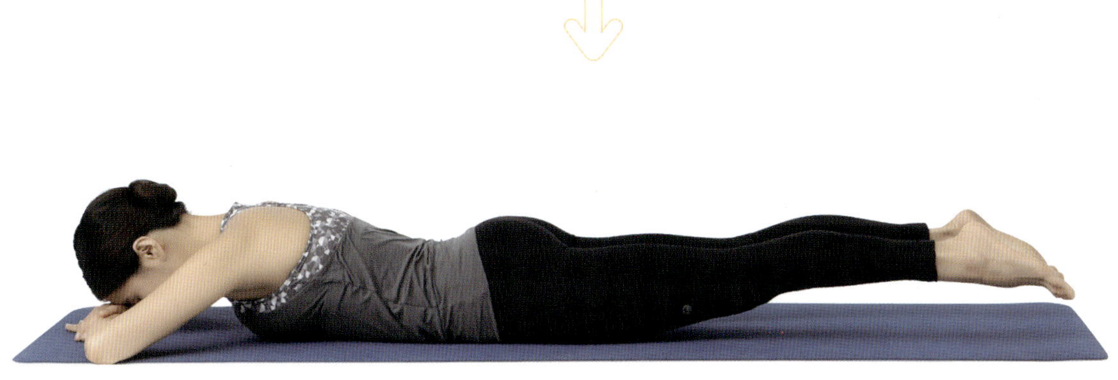

3 **자연호흡** ➜ 오른쪽 다리를 살짝 내리며 바닥에 다리가 닿지 않게
주의한다. 왼쪽 다리를 내려 오른쪽 다리와 평행이 되도록 한다. 다
리를 공중에 띄운 싱태에서 1~3을 1분간 반복해서 실시한다.

엉덩이가 처지거나 퍼진 경우는 엉덩이를 올려주는 운동을 하면 되지만, 허리 아래쪽의 살이 아예 없는 납작한 엉덩이는 곤혹스러운 경우입니다. 보정 속옷의 힘을 빌려보기도 하지만, 그보다는 엉덩이의 근육을 단련시키는 힙 운동을 하여 볼륨감을 살려야 합니다. 돋보이는 뒤태를 위해서 꾸준히 운동해주세요.

엉덩이 근육 집중 강화하기

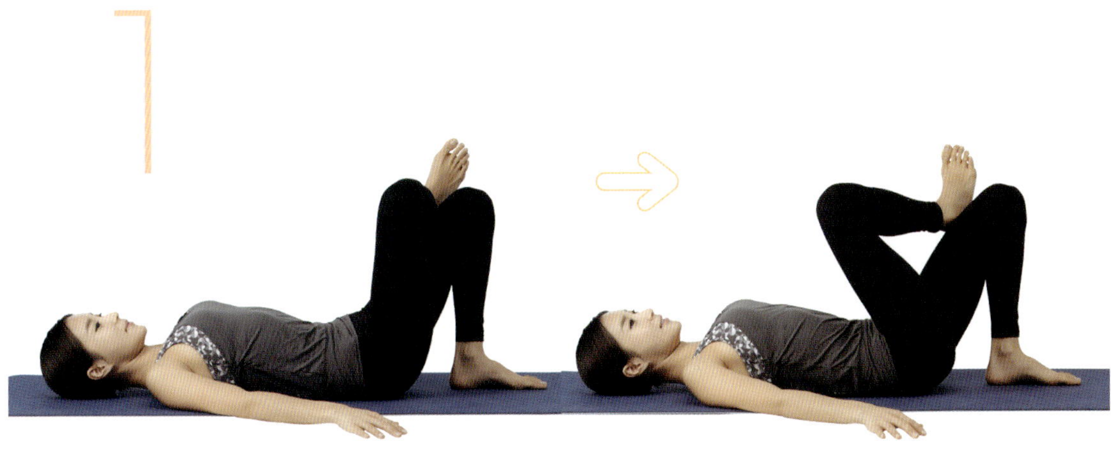

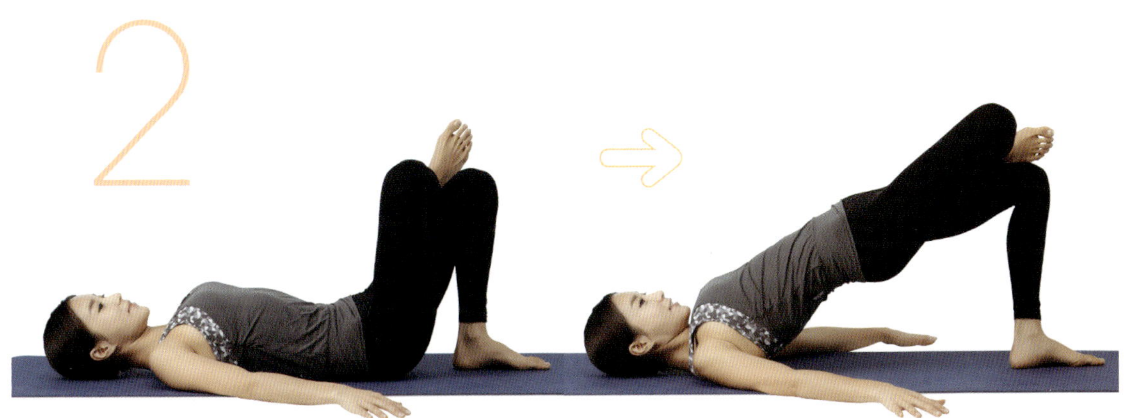

1 **자연호흡** ➜ 천장을 향해 누운 뒤 오른쪽 다리를 왼쪽 허벅지 위에 올린다. 오른쪽 다리를 위로 당겨 허벅지 뒤쪽을 스트레칭 한다.

2 **날숨＋자연호흡** ➜ 당겼던 오른쪽 다리를 돌려놓은 뒤 숨을 내쉬면서 엉덩이를 들어 올려 1분간 자세를 유지한다. 다리를 바꿔 반대쪽도 실시한다.

골반 자극으로 혈액순환 원활하게 만들기

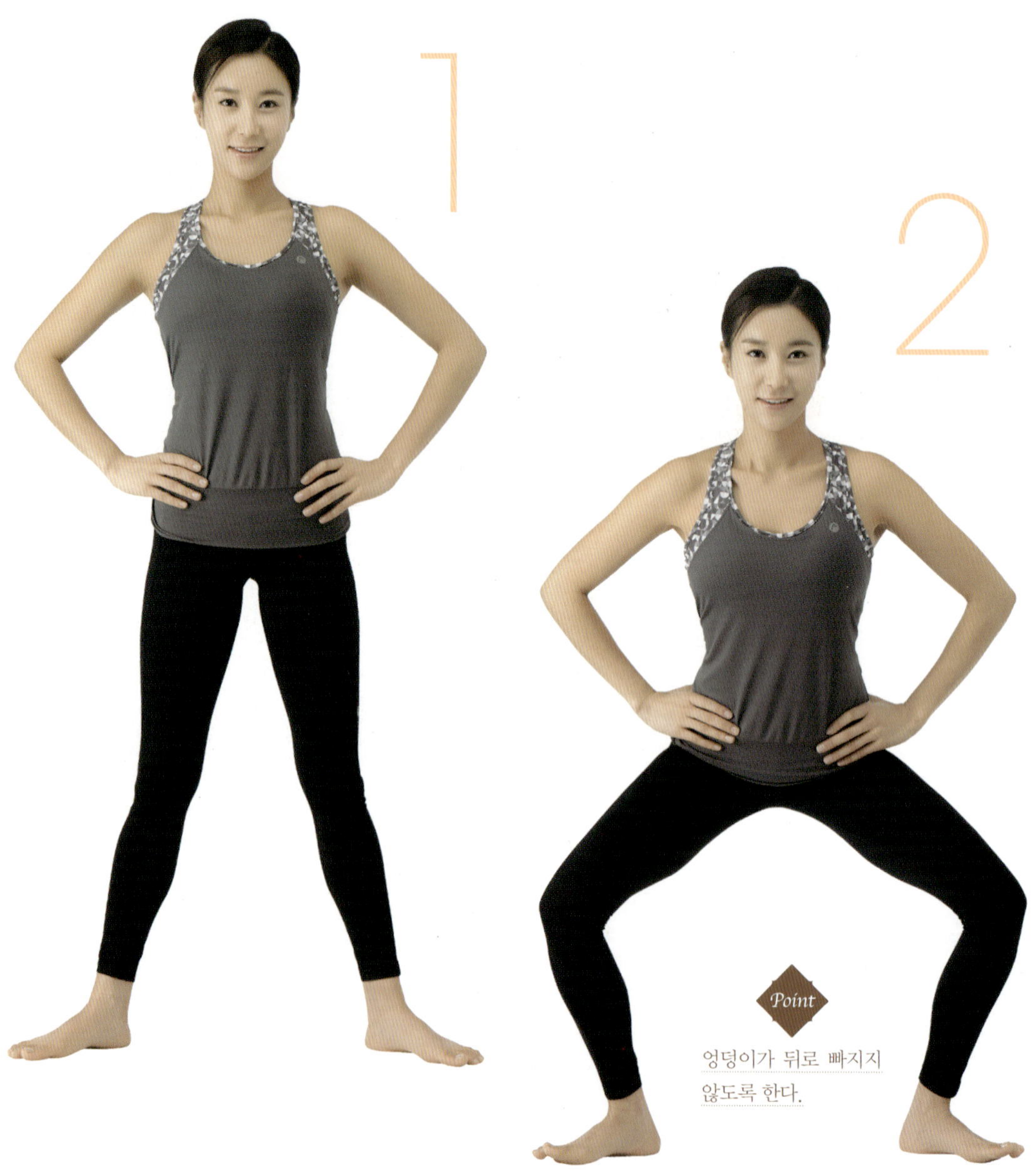

1 **자연호흡** ➜ 양손은 골반에 대고 다리를
어깨너비보다 넓게 양발의 앞꿈치를 가볍
게 열어 준다.

2 **자연호흡** ➜ 발가락에 힘을 주며 그대로
골반을 내려 무릎을 구부린다.

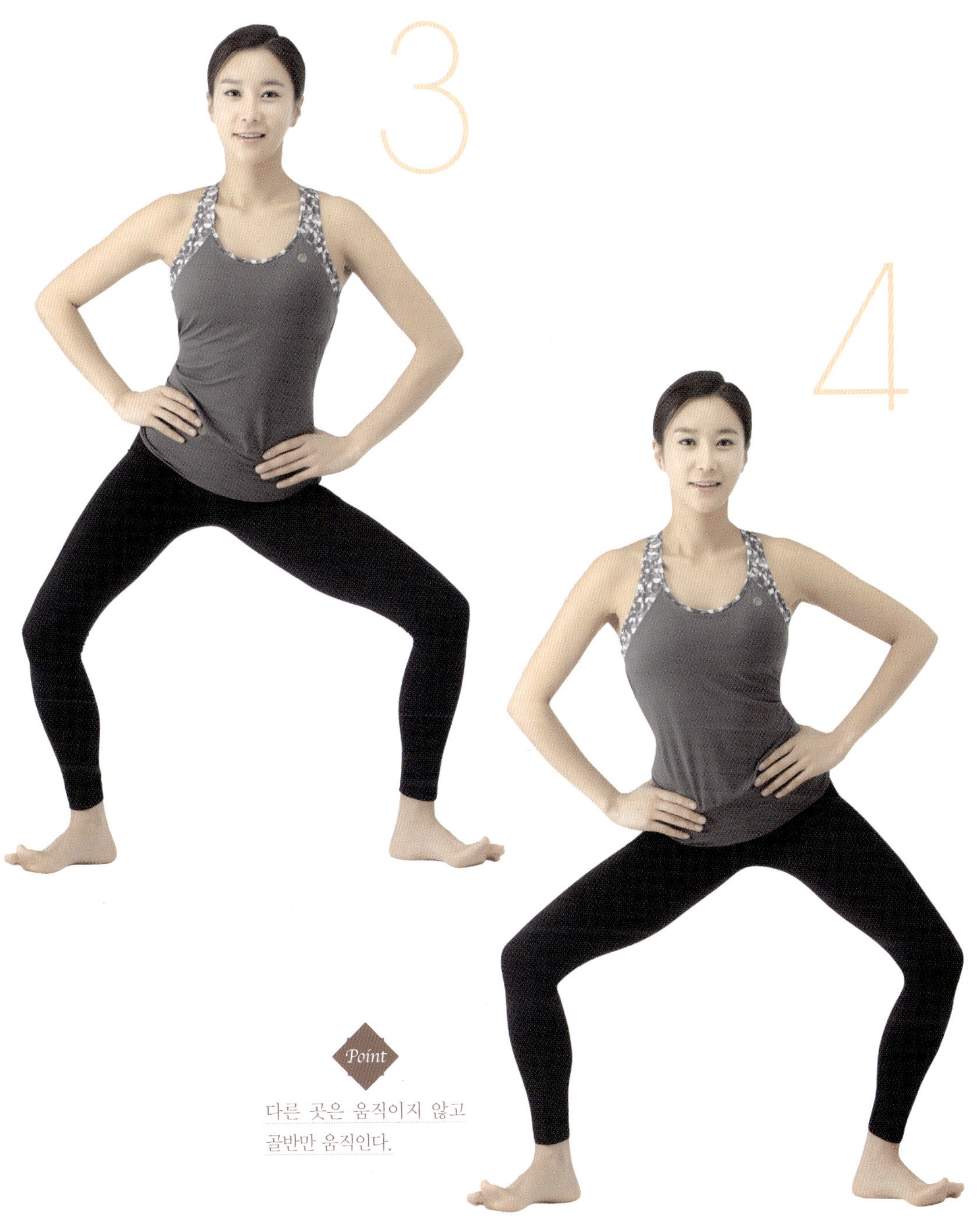

3 **자연호흡** ➡ 양손으로 골반을 지그시 누르면서 전천히 골반을 오른쪽으로 민다.

4 **자연호흡** ➡ 골반을 천천히 왼쪽으로 민다. 3~4를 1분간 반복해서 실시한다.

Beauty Tip
08

가장 쉬운 골반 교정, 골반 호흡

천장을 바라보고 다리를 어깨너비로 벌리고 편안하게 한번 누워보세요. 발이 어느 정도 벌어지나요? 혹시 발이 천장을 바라보고 있거나 반대로 허벅지가 완전히 벌어져 발 옆선이 완전히 바닥에 닿나요? 골반이 너무 닫혀도, 골반이 너무 벌어져 있어도 모두 문제가 됩니다. 고관절에 문제가 있다는 것이니까요. 골반은 몸의 중심이기 때문에 골반을 교정하는 것은 무척 중요합니다. 여러 번 강조했지만, 골반이 뒤틀리지 않아야 몸 전체의 균형을 찾을 수 있습니다. 힘들이지 않고 골반을 가장 쉽게 교정할 수 있는 방법은 골반 호흡법이에요. 골반 호흡법은 골반 개폐를 도와주기 때문에 뒤틀림을 효과적으로 잡아주는 것은 물론 쌓여 있던 독소가 배출되고 몸 안의 근육을 부드럽게 해주어 여성스러운 복부 라인을 만드는 데도 효과적입니다. 골반 호흡법이라고 어렵게 생각할 필요는 없습니다. 그냥 편안하게 누워서 호흡을 깊게 하면 됩니다. 자기 전 1분 이상 해주면 뇌파가 안정되면서 숙면을 취하는 데도 도움이 됩니다.

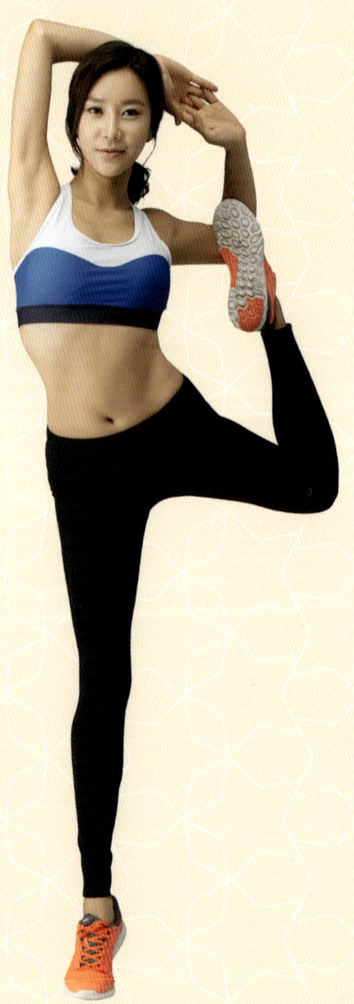

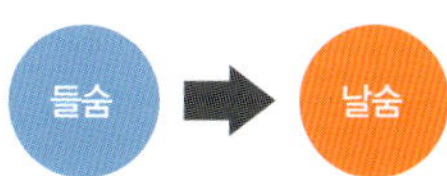

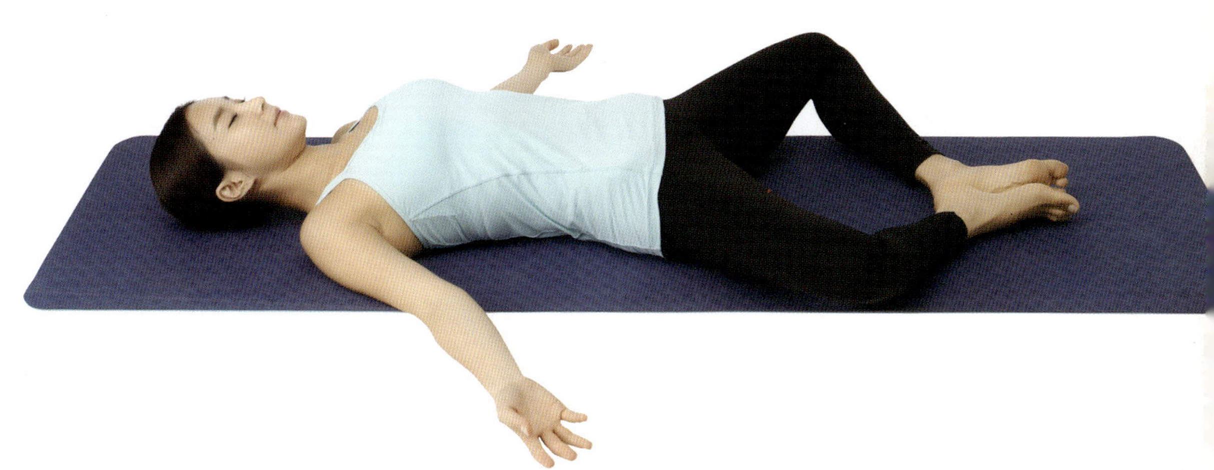

몸의 균형을 잡아주는 골반 호흡법

천장을 바라보고 누워 양쪽 발바닥을 붙인다. 팔은 편하게 펼쳐주고 코로 깊게 숨을 들이쉰다.
그리고 누가 머리를 위에서 잡아당기는 느낌으로 숨을 내쉰다. 숨이 하반신 쪽으로 내려가면서
골반이 닫히는 것을 느낄 수 있다.

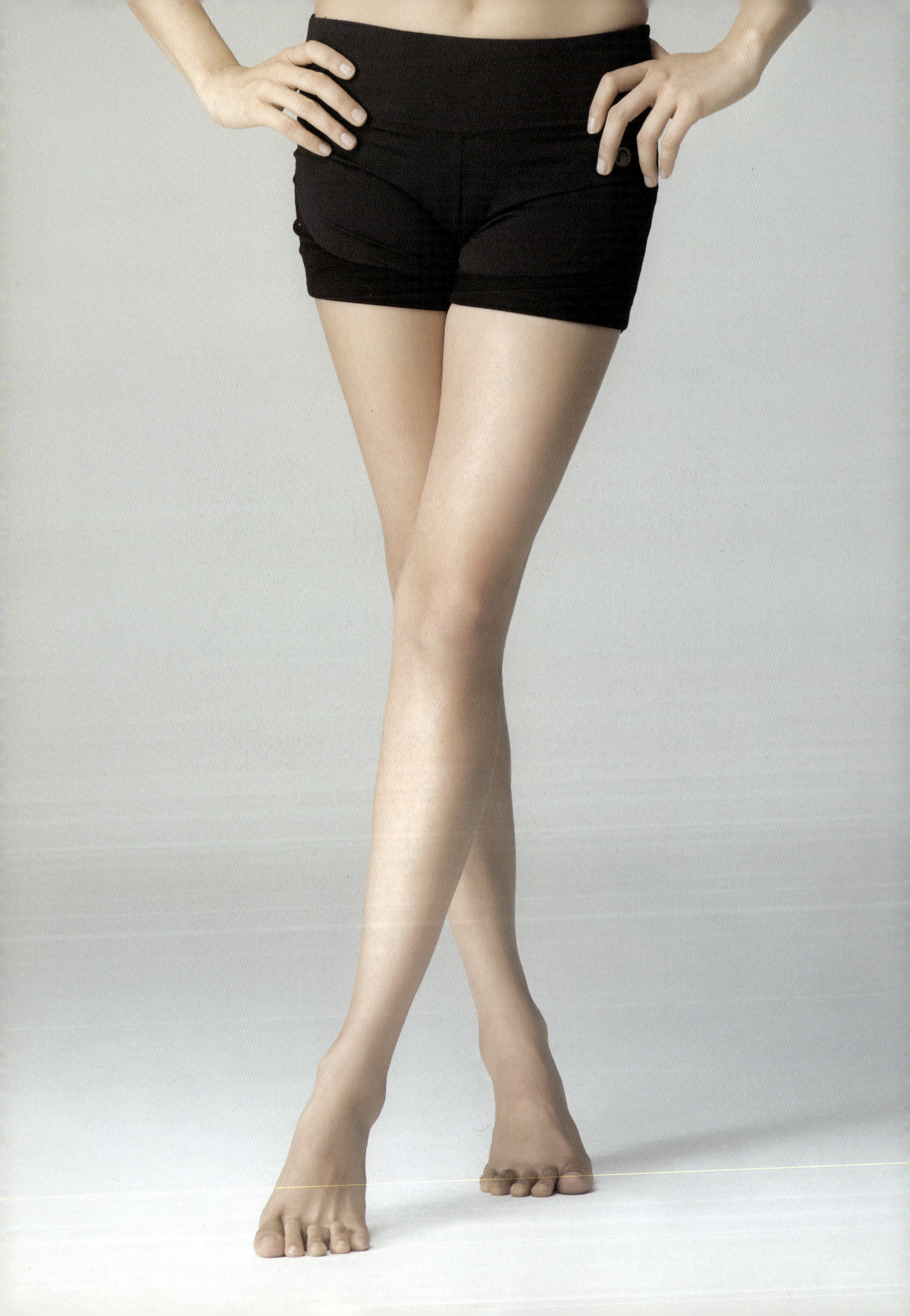

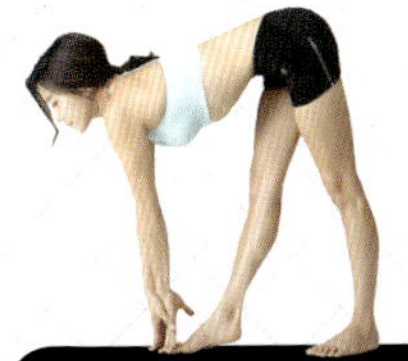

chapter 7

하이힐 없이
11자 각선미
만들기

균형 잡힌 다리 라인 만들기

균형 잡힌 다리 라인을 만들기 위해서는 우리 몸의 주춧돌이라고 할 수 있는 골반의 위치와 균형이 중요해요. 쭉 뻗은 하체를 갖고 싶다면 반드시 골반 운동을 함께 해주어야 합니다. 다리 라인을 만드는 동작에는 몸을 숙이는 동작이 많은데, 고개를 깊이 숙였다 일어나면 어지럼증을 느끼는 경우도 있습니다. 이는 운동이 부족하거나 뒷목의 혈이 막혀서 발생하는 현상이므로 참고 꾸준히 조금씩 하다 보면 증상이 개선될 거예요.

아름다운 허벅지 뒷라인 만들기

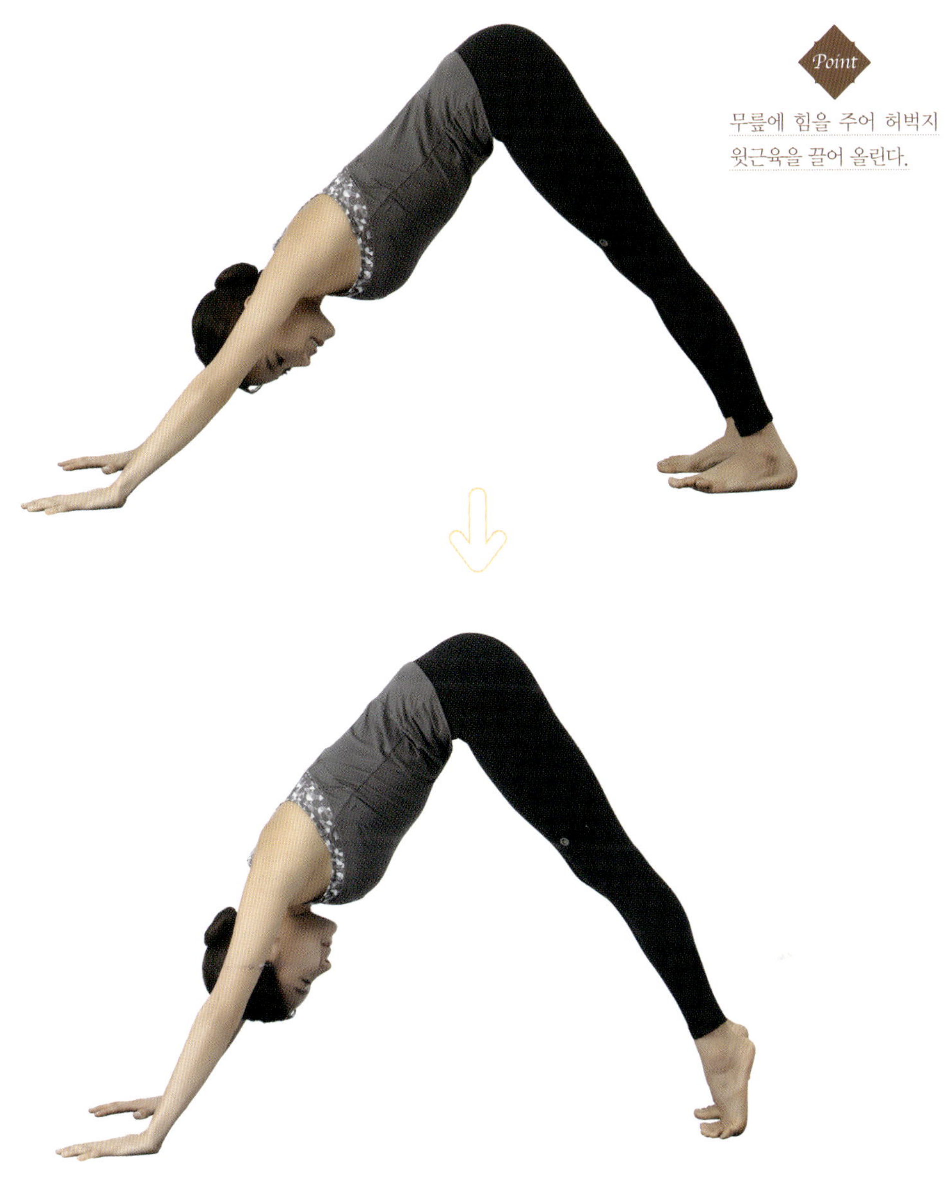

1 **날숨** ➜ 숨을 내쉬며 팔은 어깨너비로 벌려 손바닥 전체로 바닥을 짚는다. 다리는 골반너비로 벌리고 서서 몸을 'ㅅ'자로 만들어 허벅지 뒤쪽을 스트레칭 해준다.

2 **들숨** ➜ 숨을 들이쉬며 발뒤꿈치를 들어 엉덩이를 올려주며 배에 힘을 준다. 1~2를 1분간 반복해서 실시한다.

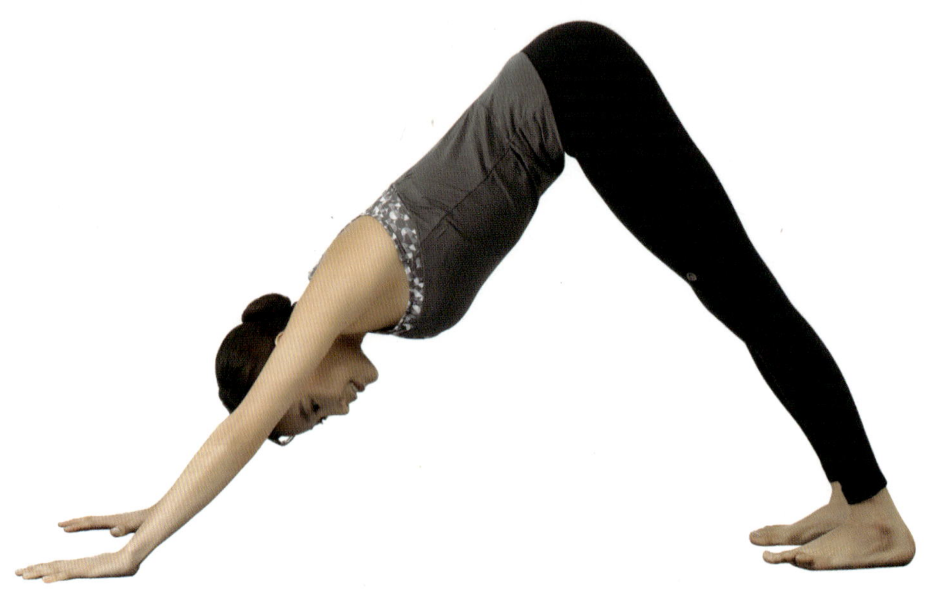

날숨 ➡ 숨을 내쉬며 팔은 어깨너비로 벌려 손바닥 전체로 바닥을 짚는다. 다리는 골반너비로 벌리고 서서 몸을 'ㅅ'자로 만들어 허벅지 뒤쪽을 스트레칭 해준다.

2

◆ *Point*

골반이 틀어지지 않도록
주의하며 다리를 뻗어 올
린다.

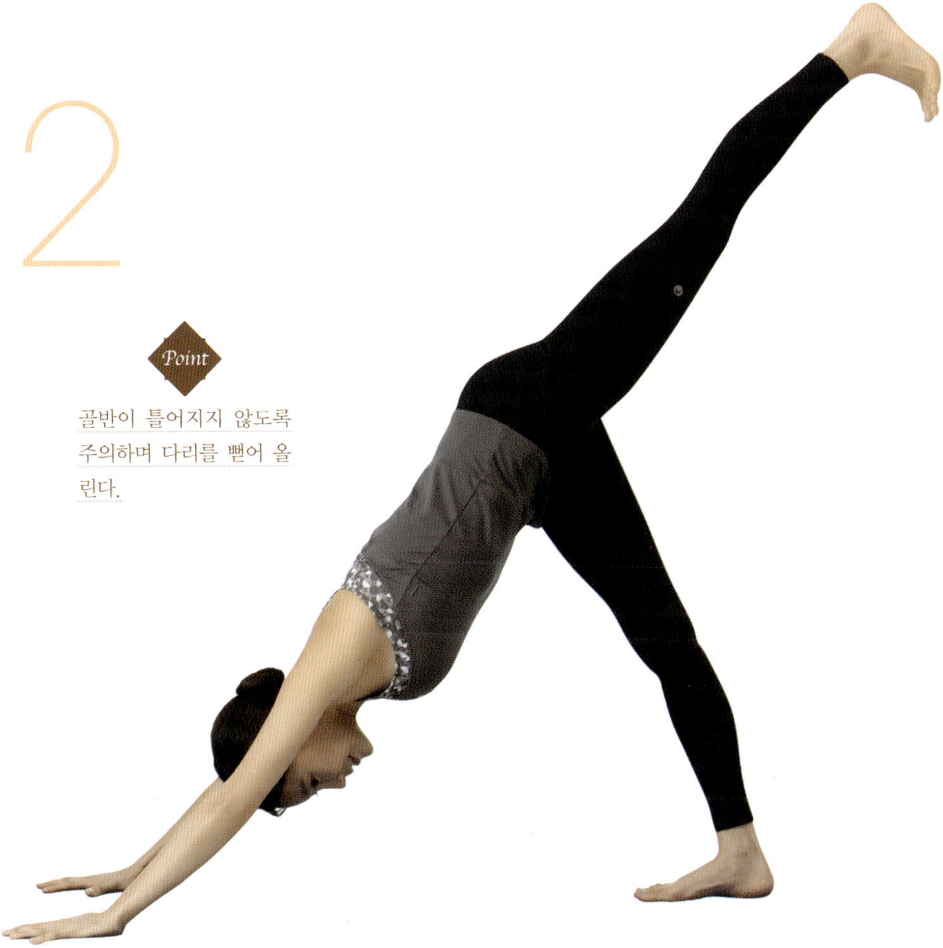

2 **들숨** ➡ 숨을 깊게 들이쉬며 왼쪽 다리를 번쩍 들어 올린다.
1~2를 1분간 반복해서 실시한 뒤, 다리를 바꿔 반대쪽도 실시
한다.

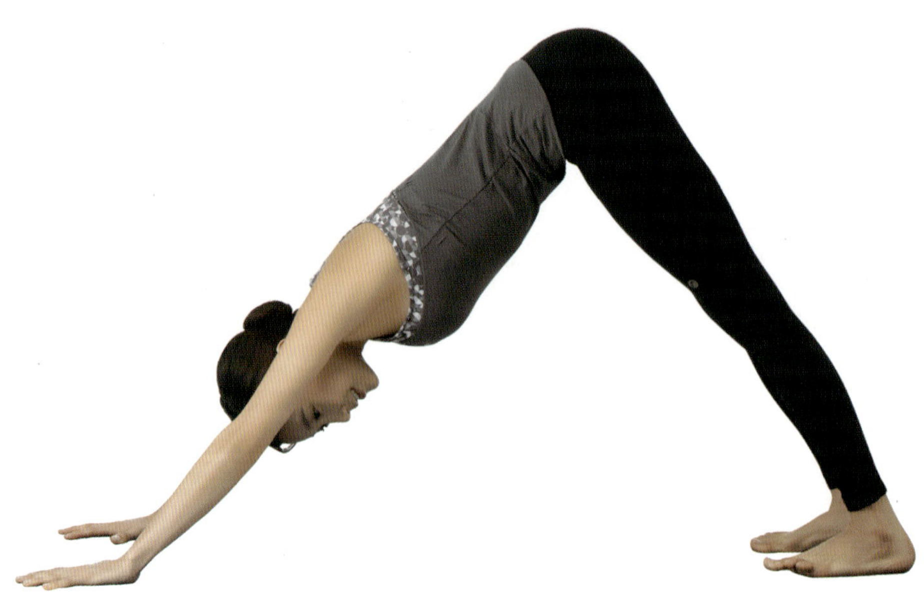

날숨 ➡ 숨을 내쉬며 팔은 어깨너비로 벌려 발바닥 전체로 바닥을
짚는다. 다리는 골반너비로 벌리고 서서 몸을 'ㅅ'자로 만들어 허벅
지 뒤쪽을 스트레칭 해준다.

2

Point

골반이 틀어지지 않도록 주
의하고 허리가 꺾이지 않게
한다.

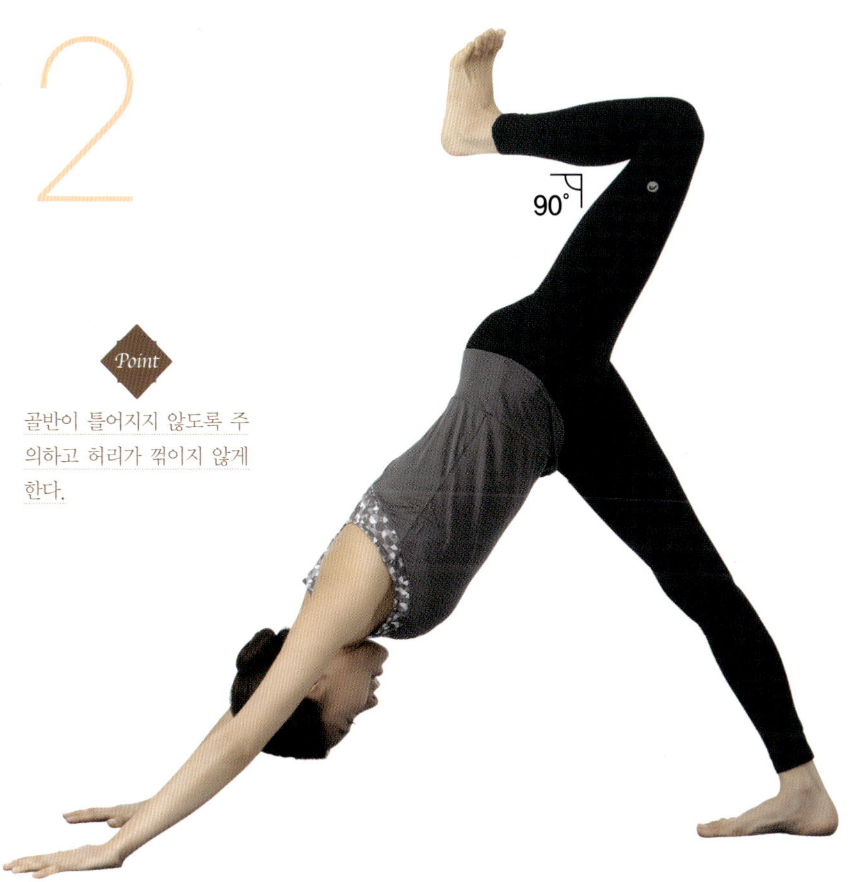

2 **들숨** ➡ 숨을 깊게 들이쉬면서 왼쪽 발뒤꿈치를 들어 올려 무릎을
90°로 만들어 준다. 1~2를 1분간 반복해서 실시한 뒤 다리를 바꿔
반대쪽도 실시한다.

골반 주위 근육 풀어주기

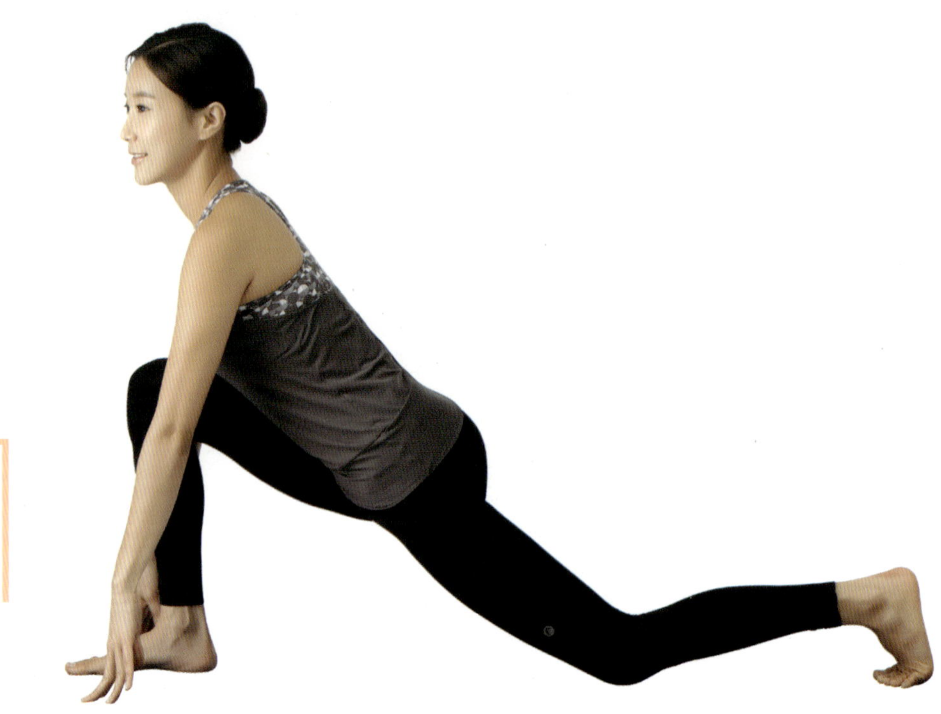

들숨 ➜ 오른발을 양손 사이에 두고 왼발을 뒤로 뻗어 발끝을 세우고 무릎을 접어 내려놓는다. 팔은 어깨너비로 벌려 손가락으로 바닥을 지탱하며 숨을 들이쉰다.

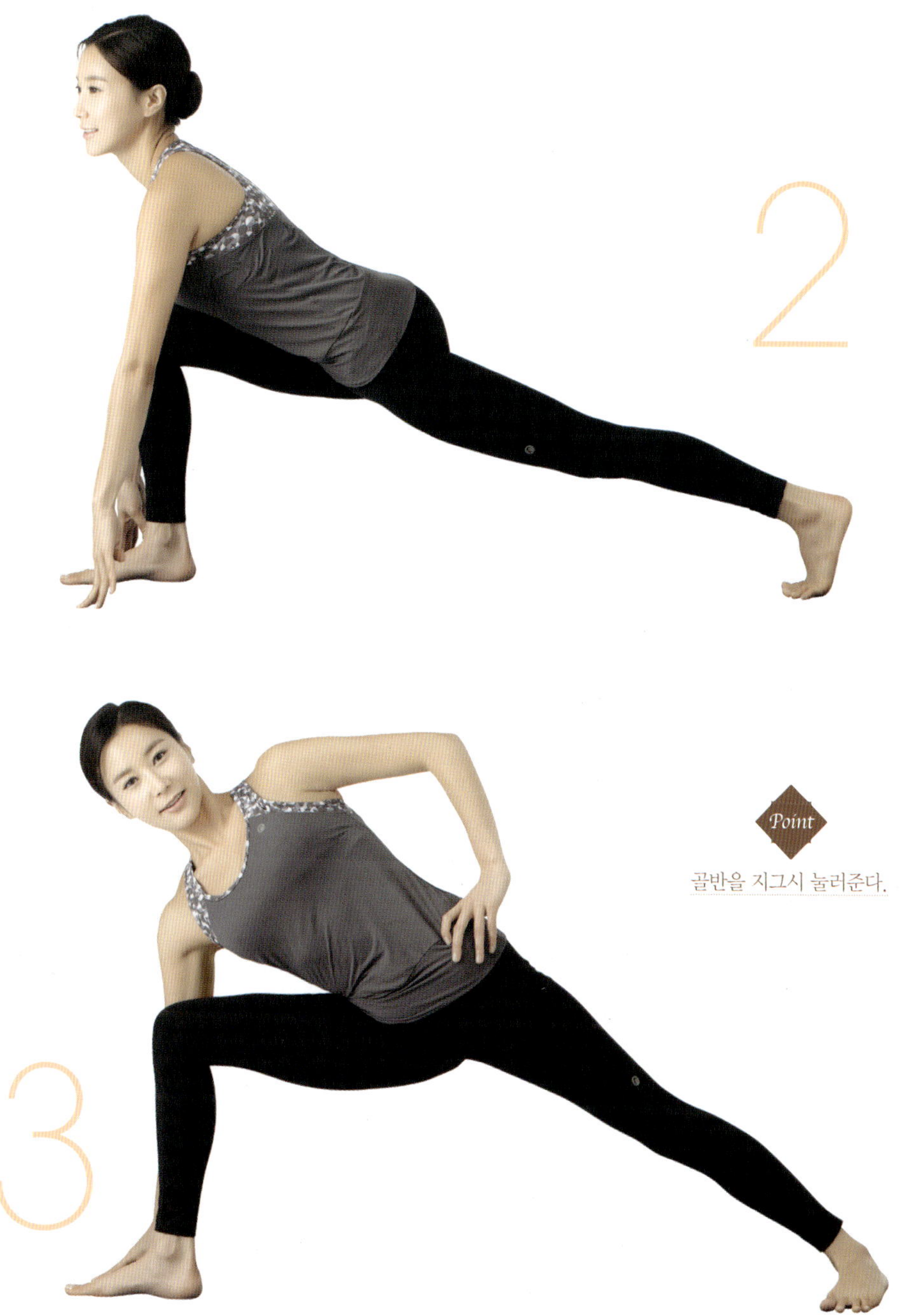

2 **날숨＋자연호흡** ➜ 숨을 내쉬면서 왼쪽 다리를 펴주고, 엉덩이를 눌러 오른쪽 다리를 스트레칭하며 30초간 유지한다.

3 **날숨＋자연호흡** ➜ 숨을 내쉬면서 오른쪽 팔은 바닥을 짚어 지탱하고 몸을 왼쪽으로 틀어 30초간 자세를 유지한다. 다리를 바꿔서 반대쪽도 실시한다.

엉덩이와 다리 라인 동시에 만들기

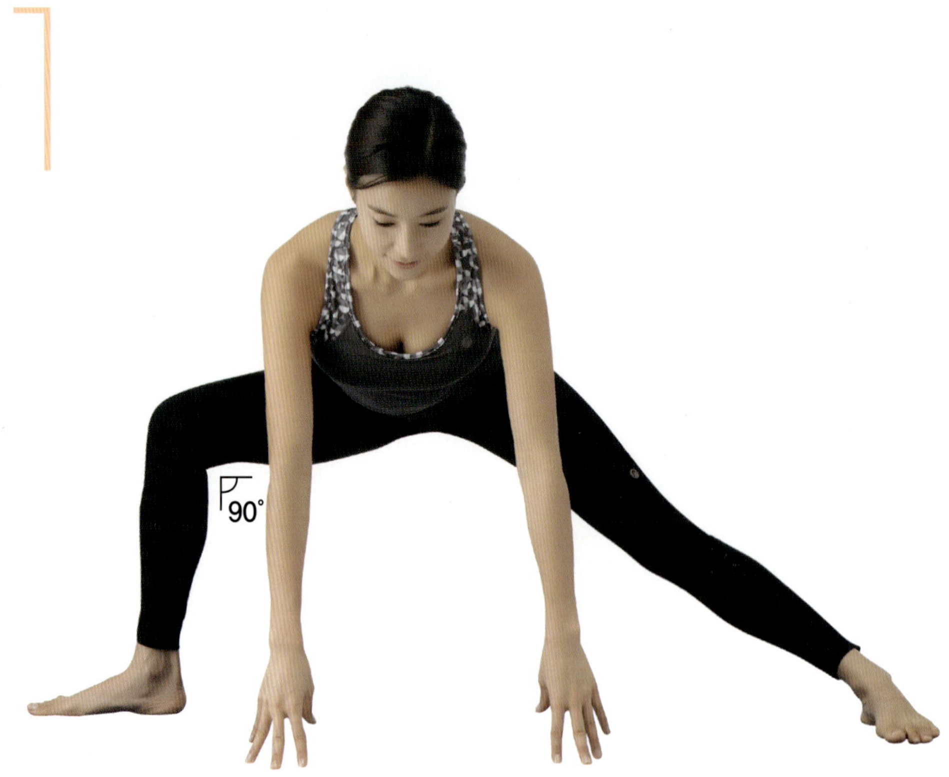

자연호흡 ➜ 다리를 넓게 벌리고 선 다음 오른쪽 무릎은 90°로 구부리고 왼쪽 다리를 펴서 발을 안쪽으로 구부린다. 몸을 숙여 손으로 바닥을 가볍게 터치한다.

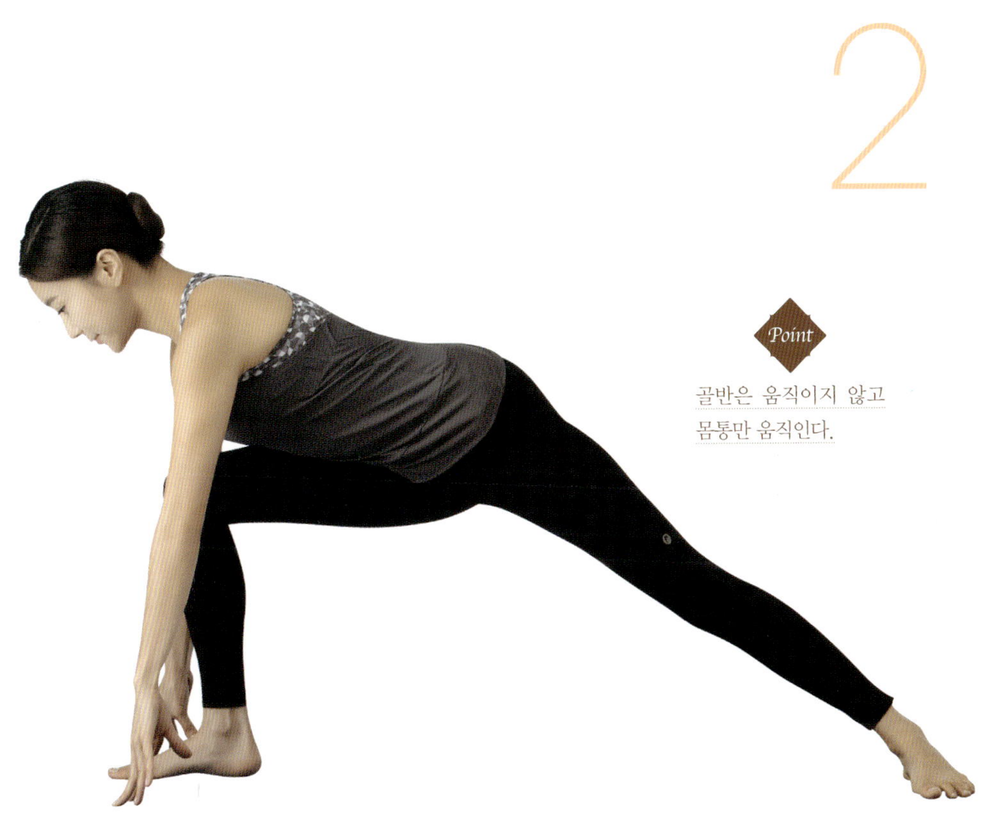

2 **자연호흡** ➜ 상체를 오른쪽으로 돌려 바닥을 터치한다. 1~2를
1분간 반복한다. 다리를 바꿔 반대쪽도 실시한다.

허약한 허벅지 **꿀벅지 만들기**

최근 몇 년 사이 '꿀벅지'에 대한 관심이 높아졌습니다. 탄력이 있으며 건강미 넘치는 허벅지가 마른 허벅지보다 더욱 매력적으로 보이기 때문입니다. 허벅지라 불리는 대퇴부의 발달은 신체의 균형을 잡고 전신의 근력을 사용하는 데 중요한 역할을 하며, 여러 가지 질병을 예방해줍니다. 여기에서 소개하는 다리운동은 관절에 무리가 가지 않는 운동으로 틈틈이 반복해서 따라해 탄력 있고 매력적인 허벅지 라인을 가꿔보세요.

허벅지 주위 림프액 순환 원활하게 만들기

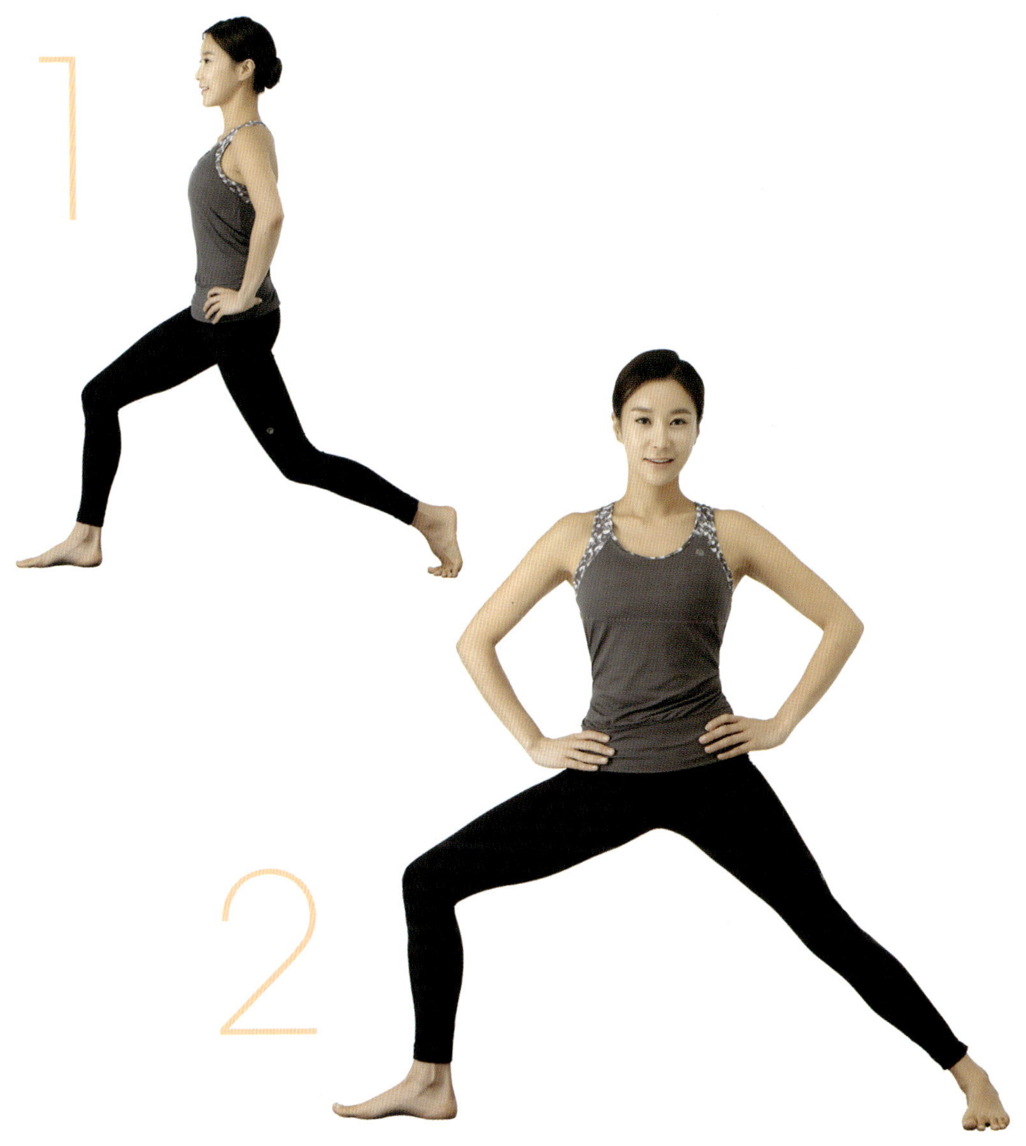

1 **들숨** ➜ 오른쪽 다리는 앞으로 구부리고 왼쪽 다리는 뒤로 뻗어 고정한 뒤 숨을 깊게 들이쉰다.

2 **날숨** ➜ 숨을 내쉬면서 상체를 왼쪽으로 돌려 몸을 완전히 열어준다. 1~2를 1분간 반복해서 실시한 뒤 다리를 바꿔 반대쪽도 실시한다.

허벅지 근육 강화하기

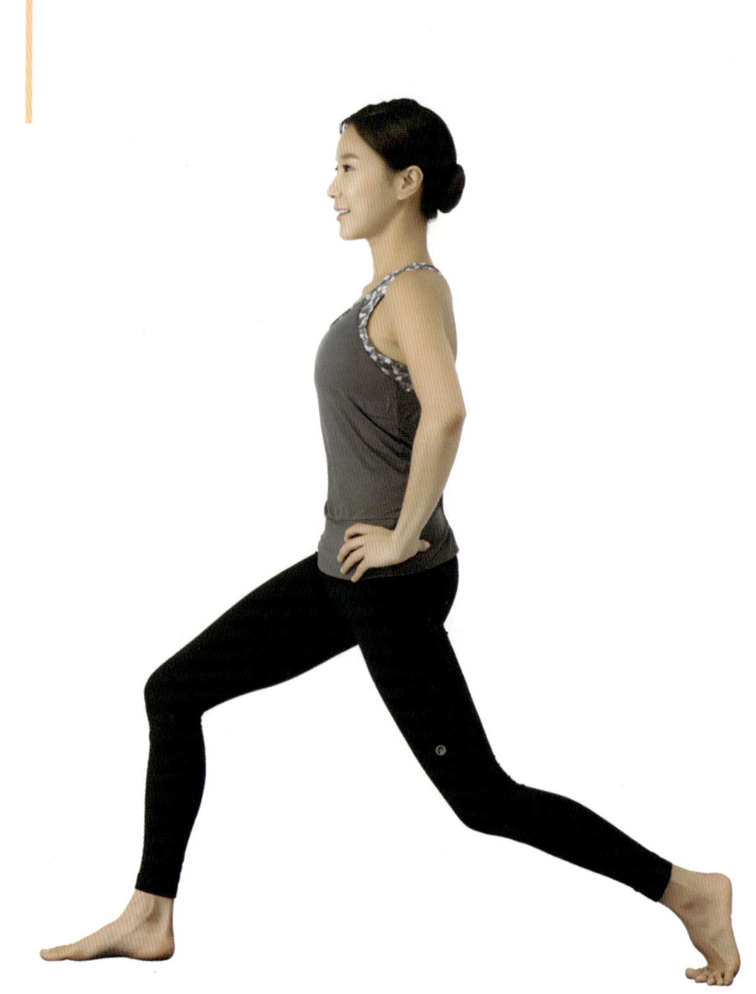

들숨 → 오른쪽 다리는 앞으로 구부리고 왼쪽 다리는 뒤로 뻗어 고
정한 뒤 숨을 깊게 들이쉰다.

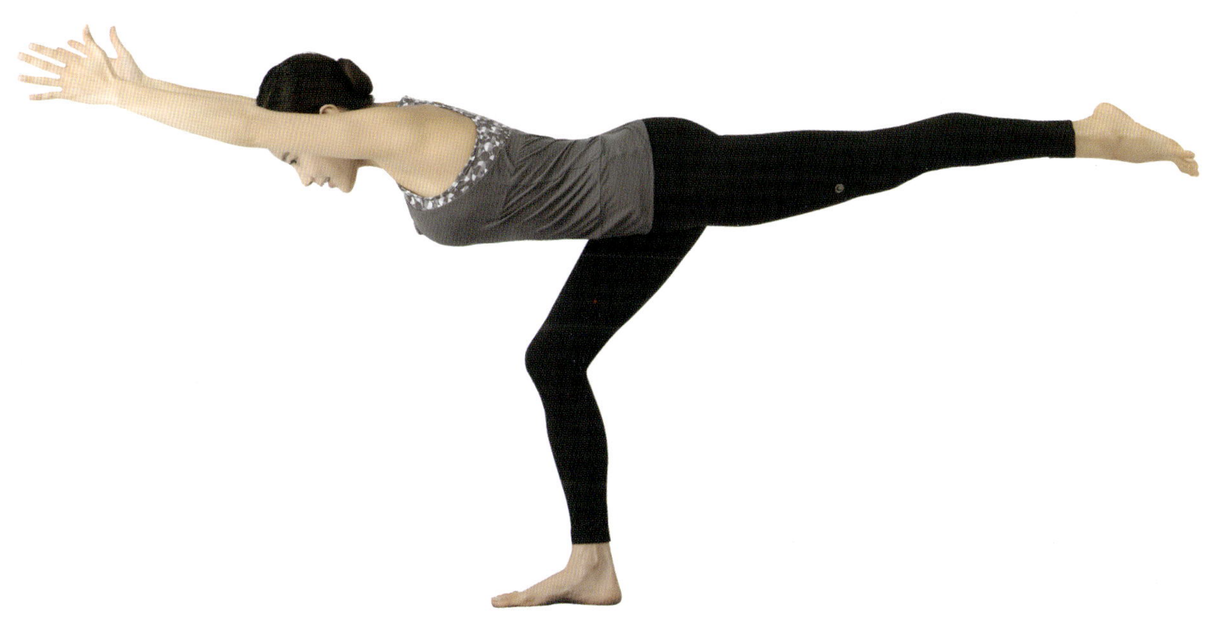

2 **날숨** ➜ 숨을 내쉬면서 양팔과 왼쪽 다리를 앞뒤로 쭉 뻗는다.
1~2를 1분간 반복해서 실시한다. 다리를 바꿔 반대쪽도 실시한다.

매끈한 종아리 만들기

각선미는 종아리에서 마무리됩니다. 허벅지가 아무리 예뻐도 종아리 라인이 울퉁불퉁하고, '알'이 잡혀 있다면 각선미는 물 건너간 셈이죠. 종아리는 지속적으로 근육을 이완시키고 자주 마사지해 근육을 풀어주어야 합니다. 여기에 소개하는 운동은 피로물질을 배출시켜주고, 뭉친 근육을 풀어주는 운동입니다. 꾸준히 운동해 매끈한 종아리 라인을 만들어보세요.

종아리 발목 자극으로 근육 풀어주기

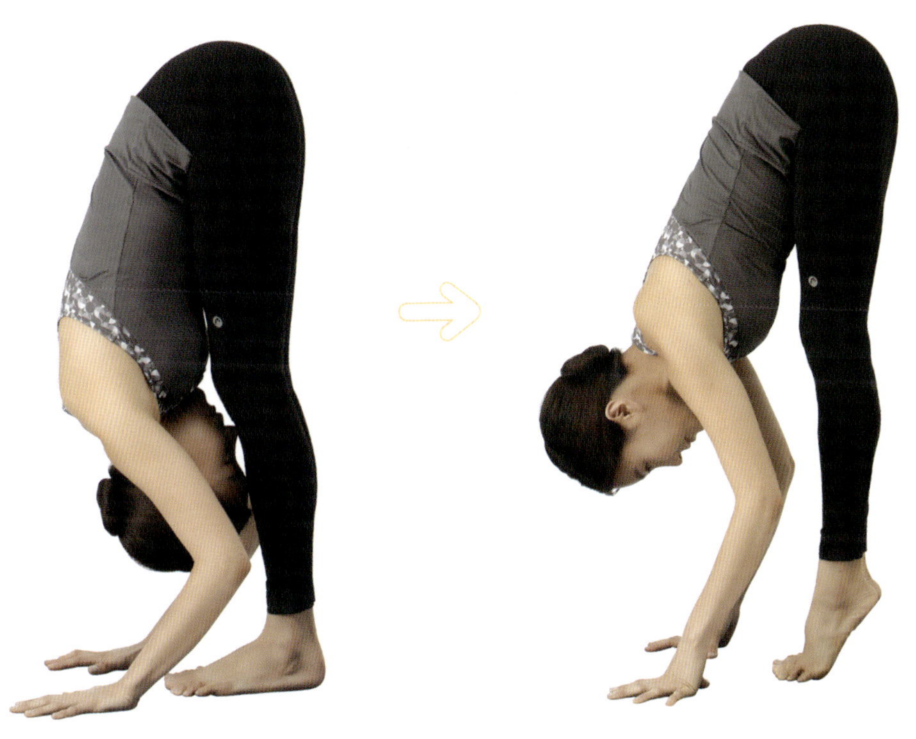

1 **자연호흡** ➜ 다리를 쭉 뻗은 상태에서 몸을 앞으로 구부려 손을 바닥에 댄다. 무릎이 완전히 펴지지 않는 사람은 무리하게 하지 않는다.

2 **들숨** ➜ 숨을 깊게 들이쉬면서 발뒤꿈치를 든다. 1~2를 1분간 반복해서 실시한다.

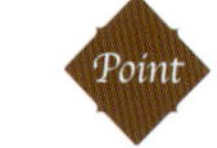

몸의 중심을 잃지 않게
한 곳을 응시해준다.

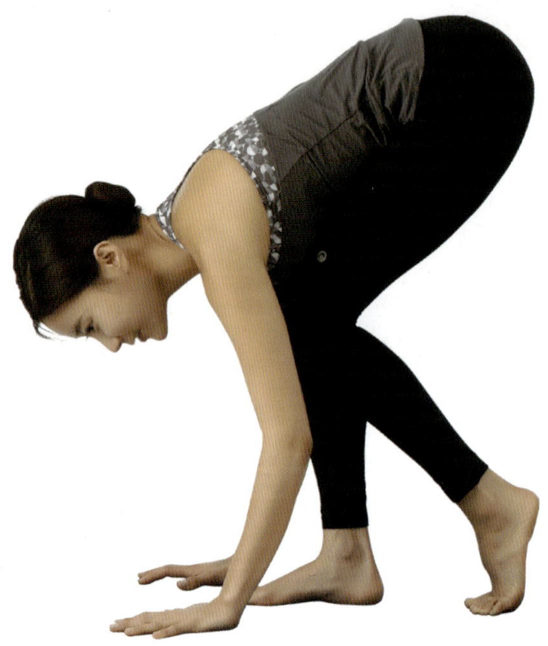

자연호흡 ➜ 손으로 바닥을 짚고 몸은 앞으로 숙인다. 왼쪽 다리를
구부린다.

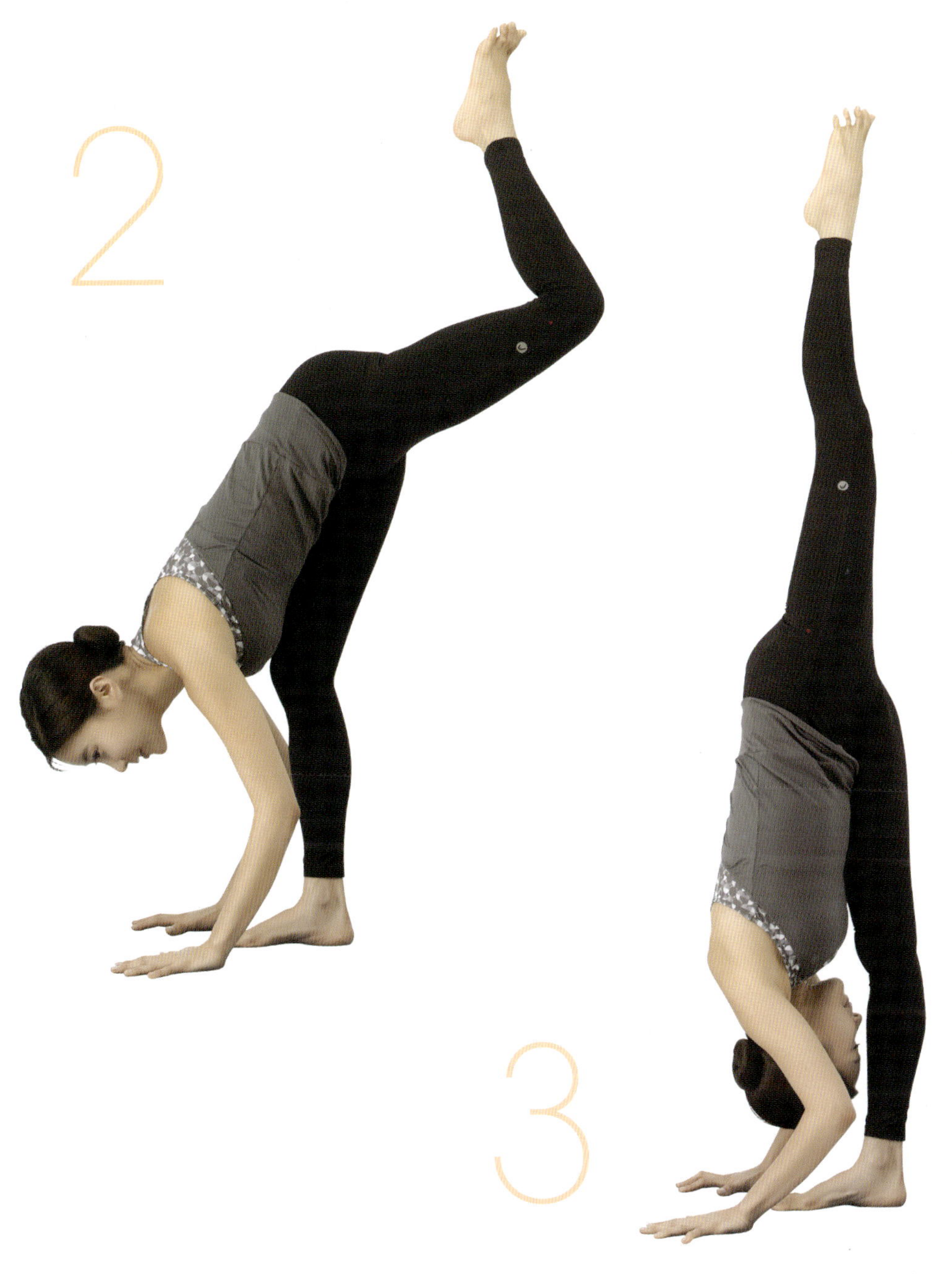

2 **들숨** ➜ 숨을 깊게 들이쉬면서 왼쪽 다리를 위로 들어 올린다.

3 **날숨＋자연호흡** ➜ 숨을 내쉬면서 몸을 다리 쪽으로 밀착한 뒤 1분간 자세를 유지한다. 다리를 바꿔 반대쪽도 실시한다.

Beauty Tip

09

'제2의 심장' 발의 피로를 풀어주세요

발은 '제2의 심장'이라고 불립니다. 심장에서 흘러나온 혈액이 신체의 가장 끝인 발에 도착하고 다시 혈액이 심장으로 돌아가기 때문에 발의 작은 움직임이 몸 전체의 혈액순환을 좌우합니다. 그렇기 때문에 평소 발가락 끝부터 뒤꿈치까지 발바닥 전체를 활발하게 움직여줄 필요가 있습니다. 또한 발을 충분히 자극하면 혈액순환을 돕고 노폐물의 배설을 촉진시켜 내분비선의 밸런스를 맞춰주므로 전신의 긴장을 풀 수 있습니다. 그렇지만 발 마사지를 따로 하려고 시간을 내는 것은 무척 귀찮은 일이기도 합니다. 샤워나 족욕 후 바디로션을 바를 때 발 마사지를 해보세요. 따로 시간을 내지 않아도 쉽게 마사지를 할 수 있습니다. 이런 작은 습관들이 다리의 피로를 풀어줄 뿐 아니라 매끈한 다리 라인도 만들어줍니다.

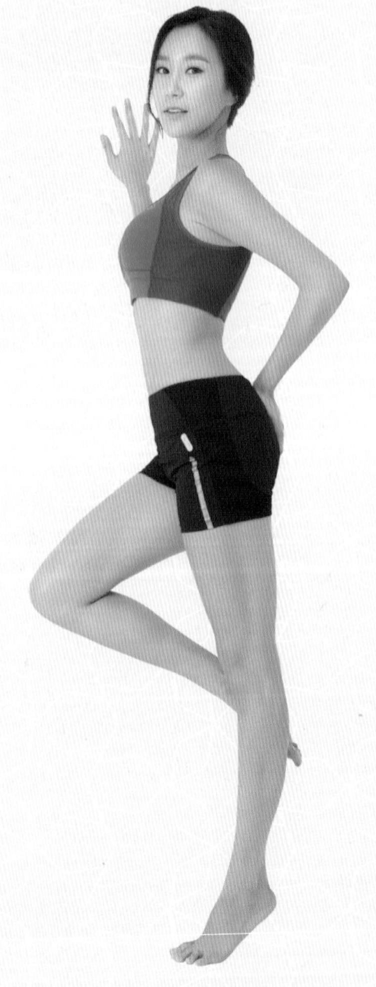

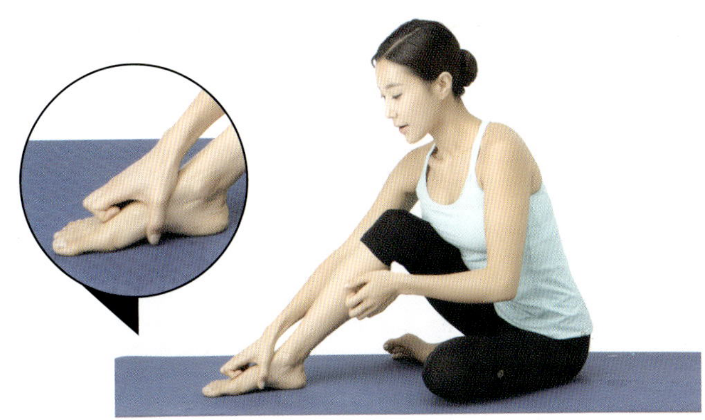

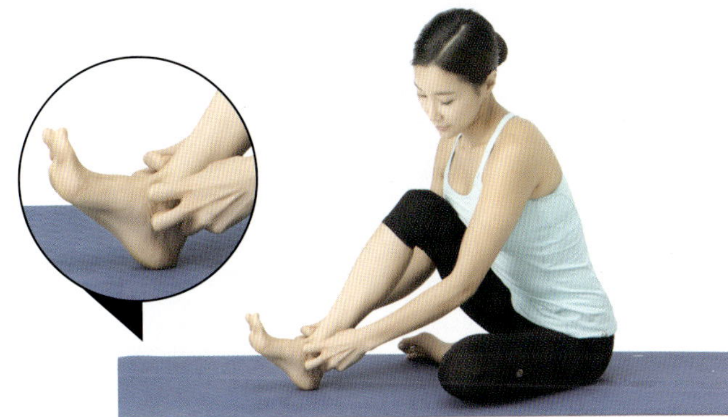

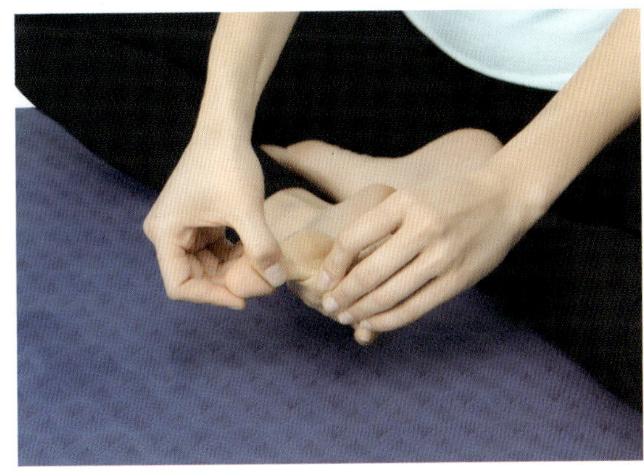

셀프 발 마사지

1 손을 'ㄷ'자 형태로 구부려 빗자루처럼 만든 다음 손가락 마디로 발등을 긁어준다.

2 양쪽 검지와 중지를 구부려 발의 복숭아뼈 양쪽에 대고 뒤쪽에서 앞쪽으로 '굴리듯' 마사지한다.

3 두 발가락씩 잡고 연속해서 앞뒤로 잡아당긴다. 발을 바꿔 반대쪽도 실시한다.

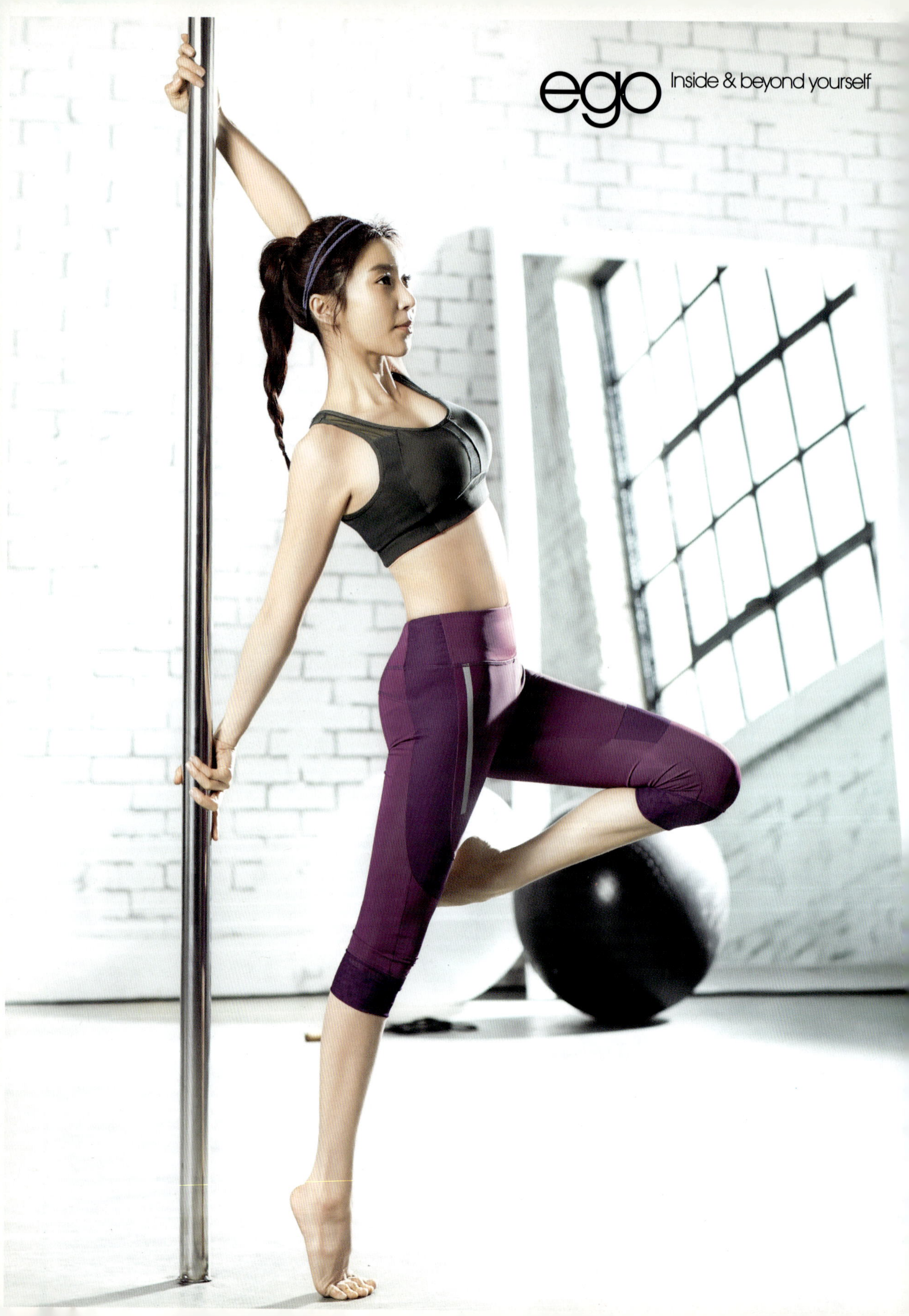
ego
Inside & beyond yourself